中医经典文库

外科理例

明·汪机 辑著

戴 铭 夏 琰 艾 军 彭君梅
林 怡 许 辉 曹 云   点校

U0346252

中国中医药出版社

·北京·

图书在版编目（CIP）数据

外科理例/（明）汪机辑著 . —北京：中国中医药
出版社，2010.11（2020.9 重印）
（中医经典文库）
ISBN 978-7-5132-0128-5

Ⅰ.①外… Ⅱ.①汪… Ⅲ.①中医外科学 – 中国 – 明
代 Ⅳ.①R26

中国版本图书馆 CIP 数据核字（2010）第 189510 号

中国中医药出版社出版
北京经济技术开发区科创十三街 31 号院二区 8 号楼
邮政编码 100176
传真 010 64405750
山东百润本色印刷有限公司印刷
各地新华书店经销

*

开本 850×1168 1/32 印张 8.625 字数 212 千字
2010 年 11 月第 1 版 2020 年 9 月第 3 次印刷
书 号 ISBN 978-7-5132-0128-5

*

定价 29.00 元
网址 www.cptcm.com

如有印装质量问题请与本社出版部调换（010 64405510）
版权专有 侵权必究
社长热线 010 64405720
读者服务部电话 010 64065415 010 64065413
书店网址 csln.net/qksd/

《中医经典文库》专家顾问委员会

前　言

　　中华医药源远流长，中医药理论博大精深，学说纷呈，流派林立，要想真正理解、弄懂、掌握和运用她，博览、熟读历代经典医籍，深入钻研，精思敏悟是必经之路。古往今来，凡是名医大家，无不是在熟读精研古籍名著，继承前人宝贵经验的基础上，厚积薄发、由博返约而成为一代宗师的。

　　故此，老一辈中医药专家都在各种场合呼吁"要加强经典学习"；"经典是基础，传承是关键"。国家有关行政部门也非常重视，在《国家中长期科学和技术发展规划纲要（2006～2020)》中就明确将"中医药传承与创新"确立为中医药领域的优先主题，国家中医药管理局启动了"优秀中医临床人才研修项目"，提出了"读经典，做临床"的口号。我们推出这套《中医经典文库》，也正是为了给广大中医学子阅读中医经典提供一套系统、精良、权威，经得起时代检验的范本，以倡导研读中医经典之风气，引领中医学子读经典、用经典，为提高中医理论和临床水平打牢根基。

　　本套丛书具有以下特点：①书目权威：丛书书目先由全国中医各学科的学科带头人、一流专家组成的专家指导委员会论证、筛选，然后经专家顾问委员会审核、确定，均为中医各学科学术性强、实用价值高，并被历代医家推崇的代表性著作，具有很强的权威性；②版本精善：在现存版本中精选其中的最善者作为底本，让读者读到最好的版本；③校勘严谨：聘请具有深厚中医药理论功底、熟谙中医古籍文献整理的专家、学者精勘细校，最大限度地还原古籍的真实面貌，确保点校的高质量。

　　在丛书出版之际，我们由衷地感谢邓铁涛、朱良春、李经纬、余瀛鳌等顾问委员会的著名老中医、老专家，他们不顾年迈，热情指点，让我们真切感受到老一辈中医药工作者对中医药事业的拳拳挚爱之心；我们还要感谢专家指导委员会的各位专家和直接参与点校整理的专家，他们不辞辛苦，兢兢业业，一丝不苟，让我们充分领略到中医专家的学者风范。这些都将激励我们更加努力，不断进取，为中医药事业的发展贡献出更多无愧于时代的好作品。

中国中医药出版社

2007 年 1 月

内 容 提 要

　　《外科理例》是中医著名的外科著作，作者为明代著名医家汪机，成书于公元 1531 年（明嘉靖辛卯年），初刻于公元 1533 年（明嘉靖癸巳年）。共包括正文七卷、附方一卷，分医论一百五十四门，附方二百六十五首。其辑录宋元明医家关于外科的论述，结合自己的临证心得，系统阐述外科病证的病因、病机、治则、治法和方药；特别提出"外科必本于内，知乎内以求乎外"，治疗重视调补元气，慎用寒凉攻利之品，主张脓未成以消散为主、脓成则宜尽早切开。该书持论公允，见解独特，随证变通，学验皆备，对后世外科发展产生了很大影响，是中医学习、研究和临床的重要参考书。

点 校 说 明

《外科理例》为明代著名医家汪机编撰的外科著作。汪机（1463～1539），字省之，号石山居士，安徽祁门人，"新安医学"奠基人。汪机出身于岐黄世家，从父命习医，得其要旨，技高德重，名震海内。其平生著述颇丰，古稀之年仍笔耕不辍。本书约成书于公元1531年（明嘉靖辛卯年），初刻于公元1533年（明嘉靖癸巳年）。全书包括正文七卷、附方一卷，分一百五十四门，附方二百六十五首，内容大多辑自宋元明医家关于外科的论述，书中病证与方药结合，条理分明，对后世外科发展影响很大。

《外科理例》现存世主要版本有明嘉靖祁门朴墅汪宅刻本、明嘉靖新安祁门石墅陈桷校本、清刻本、《四库全书》文渊阁本、民国上海千顷堂书局石印本和1957年商务印书馆铅印本等。为了更好地研究、学习这部著名的外科专著，我们对其进行了新的点校整理，具体方法如下：

一、版本选择

明嘉靖新安祁门石墅陈桷校本现有2种，其差异只是部分印页的装订顺序不同而已。本次点校以其中医文理明晰者为底本（以下简称"原本"），以《四库全书》文渊阁本为主校本（以下简称"文渊本"），并参考了1999年中国中医药出版社出版的由高尔鑫主编的《汪石山医学全书》以及《内经》、《备急千金要方》、《三因方》、《外科精要》等中医古籍。

二、校勘方法

本次点校工作本着保存中医古籍著作原貌的原则，以对校为主，佐以本校、他校和理校。

1. 底本与校本文字不同，若底本正确而校本有误，保留底本原貌，不出校记；若两者文字不同，可两存其义者，或疑底本有误者，出校记说明；若底本有错、脱、衍、倒或底本文义劣于校本者，据校本改、补、删、移，并出校记。

2. 底本中的繁体字、异体字、古今字径改为通行简体字，如"班"—"斑"、"痺"—"痹"、"疎"—"疏"、"麄"—"粗"等；对明显的错别字，如"丸"误作"凡"、"母"误作"毋"、"苄"误作"芐"等，均据文义径改；涉及症状、体征、药名等不规范字，均按现行教科书规范用法径改，如"藏（臟）府"—"脏腑"、"射香"—"麝香"、"白芨"—"白及"、"管仲"—"贯众"等。以上改动均不再出校记。

3. 凡底本引用他书文献，不悖医理、文义者，均不予校勘。

4. 底本为繁体竖排本，现改为简体横排本，其中方位词"右"、"左"相应改为"上"、"下"。

三、断句标点

根据医理和文理，对底本原文进行标点，使用现代通行的标点符号，以逗号、句号为主。

1. 凡泛指者，如"经曰"、"本草云"等，均不标书名号。

2. 凡引用文字，只在其前标冒号，不标引号。

3. 书中凡后人校注之语，皆用括号圈注标记，以示与正文区别。

四、体例目录

底本体例目录甚不统一，今作如下处理：

1. 底本目录错漏颇多，现据正文标题对目录进行重新编排，不出校记。

2. 底本正文内标题序号为古代计数，现一律改为现行通用数字规范写法，如"三三"改为"三十三"、"百四"改为"一百零四"等，均不出校记。

　　3. 底本正文方名后的数字为书后附方序号，错误颇多，今皆据附方核改，不出校记。

　　4. 附方标题体例不甚统一，现为排版及读者阅读方便统一体例，不出校记。

　　本次点校工作得到了中国中医药出版社及广西中医学院院领导的关心与支持，中国中医科学院图书馆和安徽省图书馆在古籍版本选择和查阅等方面提供了很多的便利，在此一并表示衷心感谢！虽然我们恪尽勤勉，力求完善，然时间仓促，学养有限，不足难免，还请读者批评指正。

　　　　　　　　　　　　　　　　　点校者

　　　　　　　　　　　　　　　　　2010 年 9 月

外科理例前序

外科者，以其痈疽疮疡皆见于外，故以外科名之。然外科必本于内。知乎内，以求乎外，其如视诸掌乎。经曰：膏粱之变，足生大丁。由膏粱蕴毒于内而生也。又曰：荣气不从，逆于肉理，乃生痈肿。是痈肿由荣气逆于肉理之内而生也。有诸中，然后形诸外。治外遗内，所谓不揣其本而齐其末，殆必己误于人，己尚不知；人误于己，人亦不悟。呜呼！己虽不知，天必知之；人虽不悟，神必识之。异日明受天责，阴获神谴，不在于身，则在于子孙矣。予于是惧，因辑此书，名曰《外科理例》。盖其中古人所论治，无非理也。学者能仿其例而推广之于焉，而求古人不言之妙旨，庶几小不误己，大不误人，抑亦有补于将来矣。辑已成编，复得新甫薛先生《心法》、《发挥》读之。观其论治，亦皆一本于理，而予窃喜暗与之合。于是复采其说参于其中，庶得以为全书，而学者无复有遗憾矣。是为序。

嘉靖辛卯冬十一月长至日祁门汪机识

外科理例序

夫天下之事，莫不有理。然有正、有偏、有常、有变，不可以概视也。譬之兵焉，声罪致讨者，正也；潜师掠境者，偏也。常则按图布阵而守据险凭高之法；变则隐显出没而有鬼神不测之机。夫医之道，亦犹是焉。故望气听声，审证切脉，乃医理之正；执方治病，依分处剂，乃医学之偏。按脉辨证，审时制方，分经络，别表里，此医之处乎常也。或凭脉而不凭症，或凭症而不凭脉，或因情性而处方，或因形质而用药，此医之达乎变也。然正可守而偏可矫，常可学而变难穷，医岂可以易言哉！何今之业外科者，惟视外之形症，疮之肿溃，而不察其脉理虚实之殊，经络表里之异，欲其药全而无误也，难矣。先生深为之惜，故辑此书，名曰《外科理例》。盖以其正、偏、常、变之用，各有其例，而莫不同归于一理。学者诚能因是而求其未书之旨，扩其未言之妙，则其临病用药，必求诸理，而不至孟浪以杀人矣。此先生作书之意也。

嘉靖丁酉孟春朔旦新安祁门石墅陈桶书

目　　录

外科理例卷之一

新安祁门朴墅汪机省之编辑

同邑石墅门生陈桷惟宜校正

疮疽脉一

浮　主表证[1]。浮数之脉，应发热不发热，反恶寒，痈疽也。

洪　主血实积热。肿疡洪大，则疮势进，脓未成，宜下。溃脓后洪大难治，若自利不可救。

滑　主热，主虚。脓未溃者宜内消，脓溃后宜托里。所谓始为热，终为虚也。

数　主热。仲景曰：数脉不时见，生恶疮。又曰：肺脉俱数，则生疮。诸疮脉洪数，里欲有脓结也。

散　脓溃后，烦满尚未全退，其脉洪滑粗散，难治，以正气虚，邪气实也。又曰：肢体沉重，肺脉大则毙，谓浮散也。

芤　主血虚。脓溃后见之，易治。

牢　按之实大而弦，且沉且浮，而有坚实之意。瘰疬结核得之，不可内消。

实　久病虚人，得此最忌。疮疽得此，宜急下之，以邪气与脏腑俱实故也。

弦　浮弦不时见，为饮为痛，主寒主虚。弦洪相搏，外紧内

----

〔1〕证：原作"症"，据文义改，下文同。

热，欲发疮疽。

紧　主痛疮肿。得之气血沉涩。

涩　主气涩血虚。脓溃后得之，无妨。

短　诸病脉短，难治。疮肿脉短，真气短也。

细　主亡阳，阳气衰也。疮肿脉来细而沉，时直者，里虚欲变证也。

微　主虚。真气复者生，邪气胜者危。疮肿溃后，脉微而匀，当自差。

迟　痼疾得之则善，新病得之主血气虚惫，疮肿溃后得之自痊。

缓　疮肿溃后，其脉涩迟缓者，皆易愈。

沉　水气得之则逆，疮肿得之邪气深。

虚　脉虚，血虚。血虚生寒，阳气不足也。疮肿得之，宜托里和气养血也。

软　疮肿得之，补虚排脓托里。

弱　主气血俱虚，形精不足。大抵疮家沉迟软弱，皆宜托里。

促　主热蓄于里，下之则和。疮肿脉促，亦急下之。

代　诸病见之不祥。疮肿脉促结，难治。况代脉乎？

动　动于阳，阳虚发厥；动于阴，阴虚发热。

治疮脉诀　身重脉缓，湿盛除湿。身热脉大，心燥热，发肿，乍来乍去，除热。诸痛眩晕，动摇脉弦，去风。脉涩气滞，燥渴亡津液，脉涩，泻气补血。寒胜则浮，食不入，便溺多，恶寒，脉紧细，泻寒水。数脉不时见，当生恶疮。诸浮数脉应发热，反洒淅[1]恶寒，若有痛处，当发痈疽。脉滑而数，滑则为实，数则为热。滑则为荣，数则为卫。荣卫相逢，则结为痈。热

---

〔1〕　淅：原作"浙"，文渊本同。据文义改。

之所过，则为痈脓。

机按：今之疡医多不诊脉，惟视疮形以施治法。盖疮有表里虚实之殊，兼有风寒暑湿之变，自非脉以别之，安得而察识乎？东垣云：疮疡凭脉。此之谓也。因详列其脉之所主，揭之于首，学者宜加意焉。

七恶五善二

医疮概举七恶五善，此特谓肠胃之内，脏腑疮疽之证也。发背脑疽，另有善恶，载之于后。

七恶者：烦躁时嗽，腹痛渴甚，或泄利无度，或小便如淋，一恶也；脓血既泄，肿焮尤甚，脓色败臭，痛不可近，二恶也；目视不正，黑睛紧小，白睛青赤，瞳子上看，三恶也；喘粗短气，恍惚嗜卧，四恶也；肩背不便，四肢沉重，五恶也；不能下食，服药而呕，食不知味，六恶也；声嘶色败，唇鼻青赤，面目四肢浮肿，七恶也。

五善者：动息自宁，饮食知味，一善；便利调匀，二善；脓溃肿消，水鲜不臭，三善；神彩精明，语声清亮，四善；体气平和，五善。

五善之中，乍见一二善证，疮亦回也。七恶之内，忽见一二恶证，宜深惧之。又有证合七恶，皮急紧而知善；又或证合五善，皮缓虚而知恶，此又在人详审。大抵虚中见恶证者不可救，实证无恶候者自愈。脓溃后尚烦疼，脉洪滑粗散者难治，微涩迟缓者易痊。

诸恶疮五逆三

白睛青黑眼小，服药而呕，腹痛渴甚，肩项中不便，声嘶色脱，是为五逆。其余热、渴、利、呕，盖毒气入里，脏腑之伤也。

机按：以上不治，皆五脏气已绝。

定痈死地分四

一伏兔，二腓腨，三背，四五脏俞，五项，六脑，七髭，八髩，九颐。

背上九处不可病痈五

第一，入发际为玉枕，亦为舌本。第二，颈项节。第三，椎为崇骨。第四，大椎为五脏。第五，脊骨两边肺俞穴。第六，夹脊两边。脾俞及肝俞。第七，脊骨两边肾俞二穴。第八，后心鸠尾。第九，鸠尾骨穴。

附：正面五处，不可患痈。

第一，喉骨为垂膺。第二，当胸为神舍。第三，心鸠尾。第四，当两乳穴。第五，脐下二寸为肠屈间。

附：侧面三处，不可患痈。

耳下近耳后牙车尖央陷中，为喉脉一穴。当臂下一穴为肩骨。承山上三寸一穴腨肠。

痈发有不可治六

脑上诸阳所会穴，则髓出。颈项近咽喉，一有所碍，药食莫进。肾俞与肾相抵，乃命之所系穴，则透空。此三处有疽并难治。

发背透膜者不治（此言肝俞以上）。未溃肉陷，面青唇黑，便瘀者死（此言脏坏便瘀血）。右颐后一寸三分，毒锐者不治。

溃喉者不治。阴入腹者不治，入囊者死。鬓深及寸余者不治。病疮，腰背强急瘛疭者，皆不治。

发背治之难易七

疽发背上，以两手上搭着者，谓之左右搭，头多如蜂巢者，易治；以两手下搭着者，谓之腰疽，亦易治；以两手上下俱搭不着者，谓之发背，此证最重。

大抵以上所言地分，皆脉络所会，内系脏腑。患者得而早言，医者审证，按法治之，皆为不死；设不早治，治不对证，虽发于不死地分，恐亦致死也。

占色候生死八

病人目中赤脉，从上下贯瞳仁〔1〕一脉一年死，二脉二年死。若脉下者，疗之差。面上忽多赤，贯上下，如脂赤色，从额上下至鼻；黑色出额上，大如指，反连鼻上至肩，又有赤色垂，并为死候。

机按：赤脉属火，瞳仁属水，赤脉贯瞳，火反乘水；面属阳，阳部赤色，阳胜阴微；额上黑色，阳微阴胜，故多危也。

痈之源有五九

天行一，瘦弱气滞二，怒气三，肾气虚四，服法酒食炙煿服丹药热毒五。

盖治痈疽不可一概视为热，其治难易，当自一而至五动。

---

〔1〕 仁：原本作"人"，文渊本同。据文义改。

生痈所感不同十

膏粱之变，足生大丁，受如持虚。膏粱厚味，热毒内积，其变多生大疽。受毒部分，其毒从虚处受之。大丁，大疽也，以其根深在内也。此言疽因厚味内热为变而生。

阳气者，精则养神，柔则养筋。开合不得，寒气从之，乃生大偻。陷脉为瘘，留连肉腠。

人身阳气，其精微以养神，其柔和以养筋。阳气在身表，开合失宜，在外寒气从而袭之。如袭其筋络，则筋络拘急为偻俯；如陷入经脉，则经脉凝瘀为疡瘘，留连分肉节腠间，不易散矣。此言疡瘘因阳气开合失宜，外寒袭陷，经脉凝瘀而生。

营气不从，逆于肉理，乃生痈肿。营生血，营气流行失宜，不从其道，阻逆于肉理，则血郁热，聚而为痈肿。此言痈肿因营气失宜，逆于肉理，血郁热聚而生。

三阳为病，发寒热，下为痈肿。

三阳：手阳明大肠、太阳小肠，足太阳膀胱。其三阳为病，在上发寒热，在下为痈肿。此言痈肿在下，从三阳而生，当视三阳脉而辨。

东方之域，鱼盐之地，其民食鱼嗜咸，安其处，美其食。鱼热中，盐胜血，故其民黑色疏理，其病为痈疡。此言痈疽，因土地濒海，食鱼嗜咸，安居不劳，美味不节，鱼热中，盐胜血而生。

诸痈肿，筋挛骨痛，此寒气之肿，八风之变也。

经曰：寒伤形，形伤肿。八风，八方之风。《灵枢》云：东南方来名弱风，伤人也在肌。西南来名谋风，伤人也在肉。东方来名婴儿风，伤人也在筋。北方来名大刚风，伤人也在骨。此寒气之肿，八风之变，而为痈肿，筋挛骨痛。此言痈疽，因四方寒气，八风过伤而生。

肾移寒于脾，痈肿少气。

夫肾伤于寒，转移于脾。脾主肉。分肉之间，卫气行处。肾寒复传脾，则分肉寒而卫气凝，故肾结为痈肿，肉结血伤而少气。此言痈肿，因肾寒传脾而生。

脾移寒于肝，痈肿筋挛。

脾主肉，肝主筋，肉温则筋舒。今脾传寒于肝，故肉寒则卫气结聚为痈肿，筋寒则急为筋挛。此言痈肿，因脾寒传肝而生。

肝满，肺满，肾满，皆实，则为肝肺肾痈。

满实，脉气满实也。以脏气邪盛满实，故脉气如是。

此言肝肺肾痈，因脏气邪盛满实而生，当视脉气满实而辨。

肺肝肾痈证十一

肺痈主肤满。肺藏气而外主息，其脉支别者，从肺系横出腋下，故喘而两胠满。此言肺痈所见症。

肝痈主小便。肝主惊，肝脉循股入毛中，环阴器抵少腹，直上贯肝膈，布胁肋，故两胠满。两胠满，卧则惊，不得小便。此言肝痈所见证[1]。

肾痈主少腹满。此言肾痈所见证。

痈生原于脏腑十二

五脏菀熟，痈发六脏。

菀，积也。熟，热也。五脏积热，六脏受之，阳热相薄，热之所过，则为痈也。此言五脏积热，六脏受之而生。

---

〔1〕 症：原作"证"，据文义改，下文同。

六腑不和，留结为痈。

六腑属阳而主气，肌肉上为阳脉。邪气游于六腑，则肌肉上之脉不和；邪气停留肌肤，结聚为痈肿矣。此言六腑受邪而生。

辨脏腑内疽十三

中府隐隐痛者，肺疽；其上肉微起者，肺痈。

巨阙隐隐痛者，心疽；其上肉微起者，心痈。

期门隐隐痛者，肝疽；其上肉微起者，肝痈。

章门隐隐痛者，脾疽；其上肉微起者，脾痈。

京门隐隐痛者，肾疽；其上肉微起者，肾痈。

中脘隐隐痛者，胃疽；其上肉微起者，胃痈。

天枢隐隐痛，大肠疽；其上肉微起，大肠痈。

丹田隐隐痛，三焦疽；其上肉微起，三焦痈。

关元隐隐痛，小肠疽；其上肉微起，小肠痈。

明疮疡本末十四

今富贵之人，饮食肥脓[1]日久太过。其气味俱厚之物，乃阳中之阳，不能走空窍，先行阳道，反行阴道，逆于肉理，则湿气大胜。子（土）能令母（火）实，火乃大旺。热湿既盛，必来克肾；若杂以不顺，必损其真水。肾既受邪，积久水乏，水乏则从湿热之化而上行，其疮多出背出脑，此为大丁之最重也。若毒气行于肺或脾胃之部分，毒之次也。若出于他经，又其次也。湿热之毒所止处，无不溃烂。故经言膏粱之变，足生大丁，受如持虚。如持虚器以授物，物无不受。故治大丁之法，必当泻其营

---

〔1〕脓：文渊本作"浓"。

气。以标本言之，先受病为本，非苦寒之剂为主为君，不能除其苦楚疼痛也。

阴滞于阳为疽阳滞于阴
为痈十五

痈疽因阴阳相滞而生。盖气，阳也。血，阴也。血行脉内，气行脉外，相并周流。寒与湿搏之，则凝泣行迟为不及；热与火搏之，则沸腾行速为太过。气得邪而郁，则津液稠黏，为痰为饮，积久渗入脉中，血为之浊，此阴滞于阳也。血得邪而郁，隧道阻隔，或溢或结，积久渗出脉外，气为之乱，此阳滞于阴也。病皆由此，不特痈疽。阳滞于阴，谓阳盛而滞其阴，脉则浮洪弦数；阴滞于阳，谓阴弱而滞其阳，脉则沉弱细涩。阳滞以寒治之，阴滞以热治之。

疮疽分三治十六

疮疡者，火之属，须分内外以治其本。经曰：膏粱之变，足生大丁。其源在里，发于表也。受如持虚，言内结而发诸外，皆是从虚而出也。假如太阳经虚，从鬓而出。阳明经虚，从髭而出。督脉经虚，从脑而出。经曰：地之湿气，感则害人皮肉筋脉，其源在外，盛则内行也。若脉沉实，当先疏内以绝其源。若脉浮大，当先托里以防邪气侵内。又有内外之中者，邪气至盛，遏绝经络，故发痈肿。经曰：营气不从，逆于肉理，乃生痈肿是也。此因失托里、失疏通及失和荣卫而然也。治疮大要，须明托里、疏通、行荣卫三法。托里者，治其外之内也。疏通者，治其内之外也。行荣卫者，治其中也。内之外者，其脉沉实，发热烦躁，外无焮赤，痛深在内，邪气沉于里也，故先疏通以绝其源，如内疏黄连汤是也。外之内者，其脉浮数，焮肿在外，形证外显，恐邪气极则内行，或汗或先托里，以防入内，如荆防败毒散、内托复煎散是也。内外之中者，外无焮恶之气，内则脏腑宣通，知其在经，当和荣卫，如当归黄芪汤、东垣白芷升麻汤是也。用此三法，虽未痊差，必无变证，亦可使邪气峻减而易痊也。其汗下和之间，又有外治之次第，详见天容穴疗疮条。

疮肿分浅深十七

疮疽有三种。高而软者发于血脉，肿下而坚者发于筋骨，皮肉色不辨者发于骨髓。又曰：以手按摇疮肿，根牢而大者深也，根小而浮者浅也。又验：初生疮时，便觉壮热，恶寒，拘急，头痛，精神不宁，烦躁饮冷，疮疽必深也。若起居平和，饮食如故，其疮浮浅也。恶疮初生，其头如粟，微似有痛痒，误触破之，即焮展有深意。酌其深浅，浮则表之，深则疏之。

辨痈与疽治法十八

《精要》云：始患高肿五七日勿平陷者，是攻内之候，以托里散、内补汤填补脏腑令实，最怕透膜。透膜者，十无一生。

丹溪曰：痈之邪浅，其稽留壅遏，浊在经脉之中而专于外，故初发时，身表便热，患处便如枕如盆。高肿痛甚者，纵欲下陷，缘正气内固不肯受，故或便秘、或发渴、发逆以拒之，是以骨髓终不焦枯，五脏终不损也。疽之邪，其稽留壅遏，内连五脏而不专攻于外，故身或无热，患处或不肿痛。甚者声嘶色脱，眼黑青小，十指肿黑如墨，多死也。治痈初发，当以洁古法为主。表者散之，里者下之，火以灸之，药以敷之，脓未成者必消，已成者速溃。治疽初发，当以涓子法为主。填补脏腑令实，勿令下陷之邪延蔓，外以火灸，引邪透出，使有穴归而不乱攻，可转死为生，变凶为吉。今世不分痈疽，一概宣热拔毒，外以五香耗其气，内以大黄竭其血，终不自悟其药之非。惜哉！

疮名有三曰疖曰痈曰疽十九

疖者，初生突起，浮赤，无根脚，肿见于皮肤，止阔一二寸，有少疼痛，数日后微软，薄皮剥起，始出青水，后自破脓出，如不破，用簪针丸。痈者，初生红肿，突起，阔三四寸，发热恶寒，烦渴，或不热，抽掣疼痛，四五日后按之微软。此证毒气浮浅，春夏宜防风败毒散加葱姜枣煎，秋冬去葱姜枣加木香。身半以上，加瓜蒌；身半以下，加射干。又有皮色不变，但肌肉内微痛，甚发热恶寒，烦渴，此证热毒深沉，日久按之，中心微软，脓成，用火烙烙开，以决大脓，宜服托里之药。疽者，初生白粒如粟米，便觉痒痛，触着其痛应心，此疽始发之兆，或误触者，便觉微赤肿痛，三四日后，根脚赤晕展开，浑身壮热微渴，疮上亦热，此疽也。疽上或渐生白粒如黍米，逐个用银箆挑去，勿令见血，或有少血亦不妨，不见血尤妙，却用老皮散付之。五七日，疮头无数如蜂房，脓不肯出，冬用五香连翘汤，夏用黄连羌活散，夏初用防风败毒散加葱枣，秋去之加木香。若形气实，脉洪滑有力，痛肿焮开，壮热便闭，宜五利大黄汤、复元通气散，选用通利。又有初生白粒，误触后，便觉情思不畅，背重如石，身体烦疼，胸膈痞闷，怕闻食气，此谓外如麻，里如瓜，疽毒深恶，内连腑脏。疽顶白粒如椒者数十，间有大如连子蜂房者，指捺有脓不流，时有清水，微肿不突，根脚红晕，渐渐展开，或痒痛，或不痛，疽不甚热，疮反陷下，如领之皮，渐变黑色，恍惚沉重，脉若虚弱，便用大料参芪归术，浓煎调理。

辨痈疽疖疬二十[1]

疮疡有痈、疽、疖、疬，轻重浅深，或止发于一经，或兼二经者，止当求责于一二经，不可干扰余经也，若东垣用药处方是矣。矧有兼风、兼湿、兼痰、兼气、兼血、兼阴虚等证者，病本不同，治当求责。疮疡郁冒，俗呼昏迷是也，宜汗之则愈。

辨瘤二十一

若发肿都软不痛者，血瘤。虚肿而黄者，水也。发肿日渐增长而不大热，时时牵痛者，气瘤。气结微肿，久而不消，后亦成脓。诸瘰、瘤、疣、赘等，至年衰，皆自内溃。治于壮年，可无后忧。

疮[2]疽分虚实用药二十二

疮疽痛息自宁，饮食知味，脉症俱缓，缓则治本，故可以王道平和之药徐而治之，亦无不愈。若脉实焮肿，烦躁，寒热，脉症俱实，非硝黄猛烈之剂不能除，投以王道之剂则非也。若疮疡聚肿不溃，溃而脓水清稀，或泄利肠鸣，饮食不入，呕吐无时，或手足并冷，此脉症俱虚，非大补之药不能平，投以硝黄攻伐之剂亦非也。故治其证者，当辨表里虚实，随宜治之，庶得万全。

---

〔1〕　辨痈疽疖疬二十：原本、文渊本无，据文例及目录补。

〔2〕　疮：原本、文渊本无，据目录及文义补。

治疮须分补泻二十三

东垣云：疮疽受之有内外之别，治之有寒温之异。受之外者，法当托里以温剂，反用寒药，则是皮毛之邪，引入骨髓矣；受之内者，法当疏利以寒剂，反用温剂托里，则是骨髓之病上彻皮毛矣。殆必表里通溃，共通为一疮，助邪为毒，苦楚百倍，轻则危，重则死矣。

男女痈疽[1]治法不同二十四

男妇痈疽，《精要》谓治法无异。丹溪曰：妇人情性执着，比之男子，其难何止十倍，虽有虚证宜补，亦当以执着为虑。向见一妇早寡，善饮啖，形肥伟，性沉毒，年六十六，七月间背疽近正脊，医乃横直裂开取血，杂以五香十宣散，酒饮月余，未尝及其寡居之郁，酒肉之毒，执着之滞，时令之热，竟至平陷，淹延两三月不愈。

小儿疮疽二十五

小儿纯阳多热，心气郁而多疮疽，胎食过而受热毒，犀角散为最，余如常法，大下恐伤其胃。

痈疽当分经络二十六

丹溪曰：六阳、六阴经，有多气少血者，有少气多血者，有

---

[1] 疽：原本、文渊本作"疮"。据下文及目录改。

多气多血者，不可概论。诸经惟少阳厥阴生痛，理宜预防，以其多气少血。血少肌肉难长，疮久不合，必成死证；或者遽用驱毒利药以伐阴分之血，祸不旋踵。才得肿痛，参之脉症，若有虚弱，便与滋补，气血无亏，可保终吉；若用寻常驱热拔毒及纾气药，虚虚之祸如反掌耳。

一人年三十，左腿外臁红肿；一人年四十，胁下红肿，二人皆不预防，本经少阳血少，孟浪用大黄攻里而死。

一人年六十，左膊外侧一核；一女髀骨中痛，二人亦不预防，本经血少，孟浪用五香十宣散表而死。

按：此分经不致有犯禁坏逆之失。然手少阳、少阴、太阴，足少阳、少阴、太阴，俱多气少血也；手厥阴、太阳，足厥阴、太阳，俱多血少气也；手足阳明，俱多血多气也。

以上病例，不系膏粱丹毒火热之变，因虚劳气郁所致，只宜补形气，调经脉，疮当自消，不待汗下而已也。若不详脉症、经络、受病之异，下之，先犯病禁、经禁，故致失手。

论内消二十七

内消，当审浅深、大小、经络、处所、形脉、虚实。如脑背、腰项、臀腨，皆太阳经，宜黄连羌活。背连胁处为近少阳，宜败毒散。形实脉实者，宜漏芦汤、五利大黄汤等疏利之。气虚，参芪为主；血虚，当归、人参为主，佐以消毒，加以引经。六经分野，各随本经标本、寒温、气血多少，以行补泻。惟少阳一经，治与气血虚同法。（凡瓜蒌、射干、山甲、蟾酥、连翘、地丁、鼠粘子、金银花、木鳖之类，皆内消之药）

内托二十八

一凡痈疽或已成，血气虚者，邪气深者，邪气散慢不能突起，亦难溃脓，或破后脓少，或脓清稀，或坚硬不软，或虽得脓而根脚红肿开大，皆气血虚，邪气盛，兼以六淫之邪变生诸症。必用内托，令其毒热出于肌表，则易愈也。内托以补药为主，活血驱邪之药为臣，或以芳香之药行其郁滞，或加温热之药御其风寒。亦有疮疽肿痛，初生一二日，便觉脉沉细而烦闷，脏腑弱而皮寒，邪毒猛烈，恍惚不宁，外证沉深者，即当用托里散或增损茯苓汤，及温热之剂以从治之。

或问内托，河间治肿焮于外，根盘不深，形证在表，其脉多浮，病在皮肉，非气盛则必侵于内，急须内托，宜复煎散除湿散郁，使胃气和平；如或未已，再煎半料饮之；如大便秘及烦热，少服黄连汤；如微利及烦热已退，却与复煎散。如此使荣卫俱行，邪气不能内伤。

肿疡二十九

肿疡内外皆壅，宜托里表散为主，如用大黄，宜戒孟浪之非。

溃疡三十

溃疡内外皆虚，宜以补接为主，欲用香燥，宜戒虚虚之失。

外施贴药三十一

外施贴药，正是发表之意。经曰：发表不远热。大凡气得热
则散，得冷则凝。庸医敷贴冷药，岂理也哉。一人年五十，嗜酒
与煎煿，后左丝竹空忽努出一角，以硝黄脑子盒之致毙。

疮疡作渴三十二

疮疡作渴，不问肿溃，但脉数发热而渴，用竹叶黄芪汤；脉
不数，不发热，或脉数无力而渴，或口干，用补中益气汤；若脉
数便秘，用清凉饮；尺脉洪大，按之无力而渴，用加减八味丸，
若治口燥舌黄，饮水不歇，此丸尤妙。

《精要》曰：口渴与口干不同，不宜用丹药镇坠，祸如反
掌，惟桑枝煎五味汤以救阴水，甚妙。

丹溪曰：不言食味起火，怒气生火，房劳激火，吾恐渴亦未
易止也。

《精要》曰：疮作渴甚，急与神仙追毒丸取下恶毒，清膻
汤、《千金》漏芦汤、五香连翘汤、六味车螯散、万金散，皆可
选用。利后仍渴，却用生津补气药，津液生，气血完，渴自止。

丹溪曰：大渴而与利药，非明示脉症，何以知其当下？后言
利后仍渴，却用补药，又不明言脉症，恐是但有大渴必下，下后
尚渴，方与补药。古人治未病，如此用药可乎？况渴属上焦，当
肿疡时，犹或可用；若溃疡后渴，多因血气之虚，何待利后方议
其虚也。

痈疽发渴，乃气血两虚，用参、芪以补气，归、节以养血，
或忍冬丸、黄芪六一汤。

一人渴后发背未溃，脉数无力，此阴虚火动，用加减八味丸

㕮咀二剂，稍缓，次用丸剂而愈。一人脑疽作渴，脉虽洪，按之无力，治以此药不信，自用滋阴等药愈盛，七恶并致而殁。

东垣云：论人病疽愈后发渴，多致不救，惟加减八味丸最妙。盖痈疽多因虚而得。疽安而渴者，服此丸则渴止；安而未渴者服此丸，永不发渴；或未疽而先渴者，服此不惟渴止，而疽亦不作。

一贵人疽未安而渴作，一日饮水数升，予用加减八味丸。诸医大笑，云：此能止渴，我辈不复业医矣。皆用木瓜、乌梅、紫苏、参、苓、百药煎等剂而渴愈甚，不得已用此药，三日止。其疾本以肾水枯竭，心火上炎，是以生渴。此药生水降火为最，患者鉴之。

附子气味劲悍，有回阳之功，命门火衰，非此不补，性虽有毒，但炮制有法，或用甘草、防风同炒，或童便久浸以去其毒，复与地黄等味同用，以制其热、润其燥、缓其急，假其克捷之功，而驾驭其慓悍之势，则虽久服亦无害也。观东垣八味丸论，则较然矣。

《精要》曰：疽向安后发渴，与加减八味丸。

丹溪曰：夫当此时，气血两虚，当用参、芪补气，归、芍补血，渴当自止，何必泽泻、茯苓，佐以肉桂以导水耶？若忍冬丸、黄芪六一汤，亦为切当。忍冬养血，黄芪补气，渴何由作？

机按：丹溪所言，与前八味丸论治不合，宜以脉症别之，庶几两得其宜，而无背驰之失也。

疮疡呕逆三十三

《精要》云：有二证：一谓初发，不曾得内托散，伏热在心；一谓气虚，脾气不正。其伏热在心者，与内托散；气虚者，宜嘉禾散；有寒热，宜正气散，兼与山药丸以补肾。

丹溪曰：诸逆冲上呕哕，皆属于火。托里散性凉，固有降火之理，若嘉禾散徒温暖以助火耳，山药丸补肾以壮下焦之阴，粗为近理。然治呕须分先后，肿疡时当作毒气上攻治之，溃疡后当作阴虚补之。若年老因疽溃后呕不食者，宜参芪白术膏佐使药，随时随证加减，亦用独参汤而愈者。山药丸缓急未易治。河间谓：病疮呕逆，湿气侵于胃也，药中宜倍加白术。海藏云：吐者有物无声，乃血病也；哕者无物有声，乃气病也；呕者有声有物，气血俱病也。仲景曰：呕家虽有阳明证，勿下之。咳逆者，火自下冲上胃口而作声也，病后胃虚所致，阴大虚也，病而至此多危。善于治者，岂可泛言呕吐无分别耶。

热盛脉数，《精要》与漏芦汤、单煎大黄汤等；若不甚热，脉缓弱，只投五香连翘汤。

丹溪曰：热盛脉数，若肿疡时脏腑秘而体实者，犹可与也；若溃疡脓血出多，热盛脉数，去死为近，岂可下乎？缓弱之脉，古人皆以为邪毒已散，五香之飞走升散，其可用乎！

疮肿寒热用药法三十四

尝见治寒以热而寒弥甚，治热以寒而热弥炽，何也？假如心实生热者，当益其肾；肾水滋，热自除。肾虚生寒者，当补其心；心火降，寒自退。此所谓寒之而热取之阴，热之而寒者取之阳也。又寒因热用，热因寒用，要在通其理类而已。又闻微者逆之，甚者从之。盖治寒以热，必凉而行之；治热以寒，必温而行之。此亦欲其调和也。其间有正有权者，盖病有微有甚。微者逆治，理之正也；甚者从治，理之权也。

疮疡面赤不得攻下三十五

疮疡及诸病面赤，虽伏大热，禁不得攻里，为阳气怫郁，邪气在经，宜发表以去之。故曰：火郁则发之。虽大便数日不去，宜多攻其表以发散阳气，少加润燥之药。若见风脉风症，只可用发表风药，便可以通利也。若只干燥秘涩，只宜润之不可。

疮疡发寒热或汗三十六

疮疡发寒热，多汗，或先寒后热，或先热后寒，或连日作，又有或间日作，必先呕痰，然后寒热，寒热解，大汗出。《精要》言以上之症，不可专以为热，亦有气虚而得，亦有因怒而得，或先感寒邪，脾气不正而然者。

丹溪曰：因气虚者，当以补气药补之；因怒者，当以顺气药和之；脾气不正者，当以脾药调养之。今用不换金正气散，悉是温散泄卫之药，欲以一两人参，收拾十四两之泄卫可乎？若用于肿疡时感寒邪者，犹或庶几。彼气虚者，因怒者，脾气不正者，此方能兼治乎？抑不知其用于肿疡耶溃疡耶？

论疽疾咽喉口舌生疮三十七

凡疽疾咽喉口舌生疮，《精要》归罪不得内托，以致热毒冲心。

一贵人病此，与琥珀犀角膏，一日而安。

丹溪曰：肿疡用之，尚为近理，若溃疡后用之，彼犀角之升散，宁不助邪致虚以速其死也。后有犀角散，以大黄佐黄芪。用黄芪则知为虚矣，用大黄又似疑其有实热。夫疮脓体虚，纵有旧热，将自渐因脓血而消，何必以峻冷利动脏腑？若在秋冬，何异刀剑？

论疮疡食肉三十八

东垣曰：疮疡食肉，乃自弃也。疮疡乃营气而作，今反补之，自弃何异？虽用药治，不能愈也。

《精要》曰：羊、鸡、牛、鹅、鱼、面、煎煿、炒、炙、酒等味，犯之必发热，用栀子黄芩汤最效。

丹溪曰：栀、芩、苦参、犀角，佐辅人参，固可解食毒之热，若寒月与虚人，宁无加减乎？《内经》谓膏粱之变，足生大丁，此言疮疽之因也。禁戒厚味，恐其引起宿火之热。此诚富贵豢养口腹者所当谨，若素贫者大不然矣。

予治一人，背痛径尺，穴深而黑，家贫得此，急作参芪归术膏，多肉馄饨与之而安。多肉馄饨补气之有益者也。

论气血喜香恶臭三十九

《精要》曰：凡血气闻香则行，闻臭则逆。饮食调令香美，益脾土，养真气。疮疡或为秽气所触，可用香药熏之。

丹溪曰：甘而淡者可养脾土，若香美者但能起火。故经以热伤脾、热伤气为戒。今曰益脾养气，施之肿疡，似有畅达之益；溃疡后用香美，恐有发湿热、损真阴之患。

论脓溃四十

夫痈、疽、疮、疖，皆由气血壅滞而生，当推虚、实、表、里而早治之。可以内消，此内托里之意也。若毒气已结者，勿泥

此内消之法，当辨脓之有无、浅深，急酌量刺之，缓则穿通脏
腑，腐烂筋骨，可不慎哉！若脉紧而数，为脓未成；紧去但数，
为脓已成。以手按上，热者有脓，不热无脓；按之牢硬未有脓，
按之半软半硬已有脓，大软方是脓成；若大按之痛者脓深，按之
不甚通者脓未成，按之即复痛者为有脓，不复痛者无脓。薄皮剥
起，起者，脓浅；皮色不变，不高阜者脓深。浅者宜砭，深者宜
针。手足指梢及乳上，宜脓大软方开。麻豆后肢节有痛，稍觉有
脓，便用决破，迟则成挛曲之疾。

论痈疽脓成十死一生四十一

凡痈疽脓已成，十死一生，故圣人弗使已成。已成脓血，砭
石锋针取之也。但病者多喜内消，而医者即用十宣散、败毒散、
流气饮之类。殊不知十宣散虽有参、芪，然防风、白芷、厚朴、
桔梗皆足以耗气，况不分经络时令，气血多少，安可概用？败毒
散乃表散药也，虽有表证，不过一二服，况非表证，宁用之乎？
流气饮乃行气散血之剂，服之过度，则气血虚耗，何以为脓？此
三药不可轻用明矣。若脓既成，昧者待其自穿。殊不知少壮充实
者，或能自破；若老弱之人又有攻发太过，不行针刺，脓毒乘虚
内攻，穿肠腐膜，鲜不误事。一妇乳痈脓成，针刺及时，不月而
愈。一人腿痈脓成，畏针几殆，后为针之，大补三月而平。一人
腿痈，脉症俱弱，亦危证也，治以托里得脓，不急针刺，后脓水
开泄不敛而死。一妇发背，待自破，毒内攻。一人腹痈溃透，秽
从疮口出，皆由畏针而毙。

论恶肉四十二

恶肉者，腐肉也。痈疽溃后，腐肉凝滞，必须去之，推陈致

新之意。若壮者筋骨强盛，气血充溢，真能胜邪，或自去或自平，不能为害；若年高及怯弱之人，血液少，肌肉涩，设或留而不去，则有烂筋腐肉之患。一夫人取之及时，而新肉早生，得以全愈。一人去之稍迟，几致不救。一人取之失期，大溃而毙。尝见腐肉既去，虽少壮者不补其气血，亦不能收敛。若怯弱者不取恶肉，不补养气血，未见其生也。

腐肉可用手法去之，或用雄黄、轻粉敷之。蠹肉努出，用远志末酒调涂之。又法：息肉突出，乌头五钱，苦酒三升，浸渍三日，洗之，日夜三四次。诸疮胬肉，如蛇出数寸，硫黄末敷之即缩。脓溃后蠹肉不腐，亦用硫黄、轻粉敷之，四围仍有肿㷖处，用毫针烧赤刺之约一米深，红肿则缩。

论蚀脓四十三

追蚀脓法，使毒气外泄而不内攻，恶肉易去，好肉易生也。若纴其疮，血出不止者未可纴，但掺追蚀药于疮上，待其熟可纴，方纴。纴之痛应心者，亦不可纴。误触其疮，㷖痛必倍，必生变证。若疮疖脓成未破者，于上薄皮剥起者，当用破头代针之药安其上，以膏贴之；脓出之后，用搜脓化毒药。若脓血未尽，便用生肌，务其早愈，则毒气未尽，必再发。

生肌止痛四十四

肌肉，脾之所主也。溃后收敛迟速者，乃气血盛衰使然。世人但知生肌用龙竭，止痛用乳没，予谓不然。生肌之法当先理脾胃助气血为主，则肌肉自生，岂假龙竭之属。设若脓毒未尽，就用生肌，反增溃烂，壮者轻者，不过复溃或迟敛而已；怯者重者，必致内攻，或溃烂不敛者亦多矣。止痛之法，热者清之，寒者温之，实者损之，虚者补之，脓郁者开之，恶肉侵蚀者去之。如是则痛自止，岂特乳没之属。

一人发背，毒气未尽，早用生肌，竟背溃烂，治以解毒药而愈。又有患此，毒气始发，骤用生肌，其毒内攻而死。一人腿痛，因寒作痛，与乳香定痛丸。一妇时毒，因热作痛，与防风通圣散。一人腿痛脓溃，因虚作痛，与益气养荣汤。一人腹痛，因实作痛，与黄连内疏汤。一人腿痛，脓成作痛，予为刺之。一妇发背，腐肉不去作痛，予为取之，痛各自止。专用龙竭生肌，乳没止痛，未之察也。

疮痛不可忍者，苦寒药可施于资禀厚者；若资禀素薄者，宜补中益气汤加苦寒药；血热者，四物汤加黄芩、鼠粘子、连翘，在下加黄柏。若肥人湿热疮痛者，羌活、防风、荆芥、白芷，取其风能胜湿也。

每见疮作，先发为肿，气血郁积，蒸肉为脓，故痛多在疮始作时。脓溃之后，肿退肌宽，痛必渐减；而反痛者，虚也，宜补参芪之属；亦有秽气所触者，宜和解之，乳香、芍药之属；亦有风寒所逼，宜温散之，羌桂之属。

论瘘并治法四十五

诸疮患久成瘘，常有脓水不绝，其脓不臭，内无歹肉，须先服参芪归术芎大剂，托里为主，或服以丸；尤宜用附子浸透，切作片，厚二三分，于疮上着艾灸之，仍服前托里之药，隔三日再灸，不五七次，肌肉自长满矣。

至有脓水恶物，渐溃根深者，用面、硫黄、大蒜三物一处捣烂，看疮大小，捻作饼子，厚三分，安疮上，用艾炷灸二十一壮，一壮一易，后隔四五日，方用翠霞锭子，并信效锭子互用，纴入疮内，歹肉尽去，好肉长平，然贴收敛之药，内服应病之剂，调理则差矣。

论附子饼四十六 附豆豉饼

　　附子为末，唾津和为饼如三钱厚，安疮上，以艾炷灸之。漏大炷大，漏小炷小，但灸令微热，不可令痛，干则易之，如困则止，来日如前再灸，直至肉平为效，仍用前补药作膏贴。豆豉饼专治发背已溃未溃。用江西淡豆豉为末，唾津作饼，置患处灸之，饼干再用唾津和之。疮大用水和，捣成硬泥，依疮大小作饼子厚三分。如已有疮孔，勿覆孔上，四布豉饼，列艾其上灸之，使微热，勿令破肉，如热痛急易之，日灸二度。先有疮孔者，孔出汁即瘥。

论隔蒜灸四十七

　　隔蒜灸　《元戎》云：疮疡自外而入者不宜灸，自内而出者宜灸。外入者托之而不内，内出者接之而令外。故经云：陷者灸之。丹溪曰：痈疽之发，或因内有积热，或因外寒而郁内热。若于始发之际，外灸以杀其毒，治之早，亦可移重就轻，转深于浅。东垣曰：初觉发背，欲结未结，赤热肿痛，先以湿纸覆其上，立视纸先干处，即痛头也。取蒜切片如三钱厚，安头上，用大艾炷灸之，三壮换一蒜片，痛者灸至不痛，不痛者灸至痛，早觉早灸为上。一日三日，十灸十活，三日四日六七活，五六日三四活，过十数日不可灸。若有十数头作一处者，用蒜研成膏，作薄饼铺头上，聚艾烧之，亦能活也。若初发赤肿，中间有一黄粟米头，便用独蒜切去两头，取中间，片厚薄，安头上，着艾灸十四壮，多至四十九壮。《本事方》云：一人四月背疽，治之逾月益甚矣，以艾加疮头，自旦及暮，灸百五十壮，知痛乃已，明日镊去黑痂，脓尽不痛，始别以药敷之，日一易，易时旋去前黑烂，月余乃平。

灸法总论四十八

疮疡在外者引而拔之，在内者疏而下之，灼艾之功甚大。若毒气郁结，气血凝聚，轻者或可药散，重者药无全功。东垣云：若不针烙，则毒气无从而散，脓瘀无从而泄，过时不烙，反攻于内。故治毒者必用隔蒜灸，舍是而用苦寒之剂，其壮实内有火者或可，彼怯弱气寒，未有不败者也。又有毒气沉伏，或年高气弱，若服克伐之剂，气血愈虚，脓因不溃，必假火力以成功。

一人足患疗已十一日，气弱，灸五十余壮，更以托里药而愈。黄君腿痈，脓清脉弱；一妇臂结一块，溃不收敛，各灸以豆豉饼，更饮托里药而愈。一人胸肿一块，半载不消，明灸百壮方溃，与大补药不敛，复灸以附子饼而愈。一人发背焮痛如灼，隔蒜灸三十余壮，肿痛悉退，更服托里消毒而愈。一人发背疮，头甚多，肿硬，色紫，不甚痛，不腐溃，以艾铺患处灸之，更服大补药，数日死肉脱去而愈。一人发背已四五日，疮头虽小，根畔颇大，隔蒜灸三十余壮，其根内消，惟疮头作脓而愈。《精要》曰：灸法有回生之功，信矣。

大凡蒸灸，若未溃则拔引郁毒，已溃则补接阳气，祛散寒邪，疮口自合，其功甚大。尝治四肢疮疡气血不足者，只以前法灸之皆愈。疗毒甚者，痛则灸至不痛，不痛则灸至痛，亦无不愈。若中虚者，不灸而服败毒药，则疮毒未除，中气先伤，未有不败者也。李氏云：治疽之法，著艾胜于用药。缘热毒中隔，外内不通，不发泄则不解散。又有处贫居僻，一时无药，用灸尤便。大概蒜用大者，取其散毒有力；用着艾炷多者，取其火力透也。如法灸之，疮发脓溃，继以神异膏贴之，不日而安。一则疮不开大，二则内肉不溃，三则疮口易合，见效甚神。

辨《精要》曰：始发时用针灸，十死八九。丹溪曰：火以畅达，拔引郁毒，此从治之意。因灸而死者，盖虚甚孤阴将绝，脉必浮数而大且鼓，精神必短而昏，无以抵当火气故也，岂可泛言始发不可灸以误人。《精要》又谓，头上有毒不得灸，恐火拔起热毒而加病。丹溪曰：头为诸阳所聚，艾炷宜小而少，小者如椒粒，少者三五壮而已，若猛浪如灸腹背，炷大数多，斯为误矣。按：东垣灸元好问脑疽，以大艾炷如两核许，灸百壮，始觉痛而安。由是推之，则头上发毒，灸之痛则炷宜小，数宜少，不痛者，炷大数多亦无妨也。

经曰：陷者灸之。如外微觉木硬不痛者，是邪气深陷也，急灸之。浅者不可灸。又曰：浅者有数头肿痛，亦灸之无妨。

竹马灸四十九

丹溪曰：诸项灸法皆好，惟骑竹马灸法尤为切要，此消患于未形也。先令病人以肘凭几，竖臂腕，腰直，用篾一条自臂腕中曲纹尽处，男左女右，贴肉量起，直至中指尖尽处为则，不量指甲，却用竹杠一条，令病人脱衣骑定，令身正直，前后二人扛起，令脚不着地，又令二人扶定，勿令僵仆，却将所量臂腕，篾从竹扛坐处尾骶骨尽处，直竖竹上贴脊背，量至篾尽为则，用墨点。此只是取中，非灸穴也。另用薄篾，量病人中指节，相去两横为则，男左女右，截为一则，就前所点记处两边，各量开尽处，即是灸穴，两穴各灸五壮或七壮，不可多灸。不问痈在何处及乳痈，并用此法灸之，无不愈者。一云：疽发于左，灸左；发于右，灸右；甚则左右皆灸。盖此二穴，心脉所过处。经曰：诸痛痒疮疡，皆属心火。又云：心主血，心气滞则血不行，故逆于肉理而生痈。灸此穴使心火调畅，血脉流通，即能奏效，起死回生。

论灸刺分经络五十

河间谓灸刺疮疡，须分经络部分，气血多少，俞穴远近。从背出者，当从太阳五穴，选用至阴（在足小指外侧，去爪甲角如韭叶）、通谷（在足小指外侧，本节前陷中）、束骨（在足小指外侧，本节后陷中）、昆仑（在足外踝后跟骨上陷中）、委中（在腘中央约纹中动脉）。从鬓出者，当从少阳五穴，选用窍阴（在足小指之次指端，去爪甲如韭叶）、侠溪（在足小指次指歧骨，本节前陷中）、临泣（在足小指次指，本节后间陷中）、阳辅（在足外踝上四寸辅骨前绝骨端如前三分）、阳陵泉（在膝下一寸，外廉陷中）。从髭出者，当从阳明五穴，选用厉兑（在足大指次指，去爪甲如韭叶）、内庭（在足大指次指外间陷中）、陷谷（在足大指间，本节后陷中）、冲阳（在足跗上五寸骨间动脉去陷谷三寸）、解溪（在冲阳后一寸五分腕上陷中）。从脑出者，则以绝骨一穴（在外踝上三寸动脉中）。

一说痈疽初发，必先当头灸之，以开其户，次看所发分野属何经脉，即内用所属经脉之药，引经以发其表，外用所属经脉之俞穴针灸，以泄其邪，内外交治，邪无容矣。

针法总论五十一

经曰：冬则闭藏，用药多而少针石。少针石者，非谓痈疽也。痈疽不得顷时回。回者，远也（远顷时而不泻，则烂筋骨穿脏腑矣）。又曰：痈疽之生，脓血之成，积微之所生也。故圣人自治于未有形，愚者遭其已成也。已成脓者，惟砭石铍锋之所取也。

　　疮疡一科，用针为贵。用之之际，须视其溃之浅深，审其肉之厚薄。若皮薄针深，反伤良肉，益增其溃；肉厚针浅，脓毒不出，反益其痛。至于附骨疽、气毒、流注，及有经久不消，内溃不痛，宜燔针开之。若治咽喉，当用三棱针。若丹瘤及痈疽，四畔赤焮，疼痛如灼，宜砭石砭之，去血以泄其毒。重者减，轻者消。

　　一妇患腹痛，脓胀闷瞀，卧针，脓出即苏。

　　一人囊痈，脓熟肿胀，小便不利，几殆，急针，脓水大泄，气通而愈。

　　大抵用针迎而夺之，顺而取之，所谓不治已病治未病，不治已成治未成，正此意也。今之患者，或畏针而不用，医者又徇患者之意而不针，遂或脓成而不得溃，或得溃而所伤已深矣。卒之夭枉，十常八九。悲夫！

　　《精要》谓：痈如椒眼十数头，或如蜂巢连房，脓血不出者，用针横直裂之；如无椒眼之类，只消直入取脓，不必裂之。一法，当椒眼上各各灸之，亦佳，不必裂也。

　　小儿疮疖，先当温衣覆盖，令其凝泣壅滞血脉温和，则出血立已，不如此，血脉凝便针，则邪毒不泄，反伤良肉，又益其疮势也。

　　《精要》曰：痈者皮薄肿高，多有椒眼十数粒。疽者皮肤顽硬，状如牛颈之皮。痈成脓则宜针。针宜用马衔铁为之，形如蘸叶样，两面皆利，可以横直裂开五六分许，攻去毒血，须先灸而后裂。疽成脓则宜烙，可用银箆，大二寸，长六寸，火上烧令赤，急于毒上熨烙，得脓利为效。

　　又曰：一妇病痈在背之左，高大而熟，未破，医云可烙。傍有老成者曰：凡背之上，五脏俞穴之所系，膈膜之所近，烙不得法，必致伤人。医曰：但宜浅而不宜深，宜横而不宜直入（恐伤膈膜），宜下而不宜上（恐贮脓血）。谓此诀仅无妨也。于是烧铁筋烙之，肉破脓出，自此而愈。当时直惊人，非刽子手者，不能为也。又曰：方其已熟未溃之时，用铁筋一烙，极是快意。方扇火欲着时，诚是惊人，予尝用矣。临时犹且颤悸，况未曾经历者乎？烙后脓水流通，百无所忌，名曰熟疮。其疮突者，针口宜向下。然须是熟于用烙者，识浅深，知穴道，审生熟，非其时则所出皆生血，当其时则出黄脓瘀肉。用尖针烙者不得法，尖针头细，其口易合，惟用平圆头者为妙。盖要孔穴通透，或恐疮口再合，用细牛膝根，如疮口之大小，略割去粗皮，插入疮口，外留半寸许，即用嫩橘树叶、地锦草各一握，研成膏敷之。牛膝能使恶血常流，二草温凉止痛，随干随换，此十全之功也。

火烙针，其针圆如筋，大如纬挺，头圆平，长六七寸，一样二枚，捻蘸香油，于炭火中烧红，于疮头近下烙之，宜斜入向软处，一烙不透再烙，必得脓。疮口烙者，名曰熟疮，脓水常流，不假按抑，仍须纴之，勿令口合。

论蜞针五十二

蜞针吮出血，可施于轻小证候，若积毒在，徒竭其血于外，无益。一儿二岁赤疹，取大蜞数条吮其血，疹消。予曰，非治也。三日大热而死。盖血去，气不能独居故也。

论金银花酒五十三

金银花，生取藤叶一把，磁器内烂研，入白酒少许，调和稀稠得宜，涂敷四围，中心留口以泄毒气。又法：取藤五两，木杵槌碎，生甘草节一两，二味以水二碗，用砂瓶文武火煎至一碗，入无灰酒一碗，再熬十数沸，去渣，分温三服，渣敷患处，一日夜吃尽，病势重，日夜两剂，服至大小便通利，药力到矣。或用干者，终不及生者力大效速。或只用藤五六两，捣烂入热酒一钟，绞取汁，酒温服，渣罨患处，四五服而平。此藤延蔓附树，或园圃墙垣之上，藤方而紫，叶似薜荔而青，三月间花微香，蒂带黄色，花初开色白，经一二日色黄，故又名金银花，又名鹭鸶藤，又名金钗股，又名老翁须。因藤左缠，又名左缠；凌冬不凋，又名忍冬。在处有之。治痈疽发背乳痈，初发便当服此，不问疽何处，皆有奇效，兼麦饭石膏、神异膏贴之，尤效。

论槐花酒五十四

槐花酒　槐花四五两，炒微黄，乘热入酒二钟，煎十余滚，去渣热服。未成者二三服，已成者一二服。一人髀胛患毒痛甚，服消毒药不减，饮槐花酒一服，势随大退，再服托里消毒药而愈。一人发背十余日，势危脉大，先饮槐花酒二服杀其势退，再服败毒散二剂，托里药数剂，渐溃，又用桑柴烧灸患处，每日灸良久，仍以膏药贴之。灸至数次，脓溃腐脱，以托里药白术、陈皮月余而愈。一人肩疽脉数，用槐花酒一服，势顿退，更与金银花、黄芪、甘草十余服而平。

大抵肿毒，非用蒜灸及饮槐花酒先去其毒，虽服托里诸药，其效未必甚速。槐花治湿热之功最为神速，但胃寒人不宜过剂。

八味丸治验五十五

一人年逾三十，素怯弱不能食冷，臂痈愈后，饮食少思，或作胀，或吞酸，日渐羸瘦，参苓等药不应，右尺脉弱，此命门火衰，不能生土，遂以八味丸补土之原，食进而愈。

一人病脾胃，服补剂及针灸脾俞等穴不应，几殆，服八味丸三料而平。一人脾虚发肿，服此丸不半年而康。

一人貌丰气弱，遇风则眩，劳则口舌生疮，胸常有痰，目常赤涩，服此而安。一人患脾，服此将验，而庸医阻之，反用寒药，遂致不救。

尝验人有不耐劳，不能食冷，或饮食作胀，大便不实，或口舌常破如疮，服凉药愈盛，盗汗不止，小便频数，腰腿无力，或咽津，或呼吸觉冷气入腹，或阴囊湿痒，或手足冷，或面白，或黧黑，或畏寒短气，以上诸症皆属肾，非用附子不可。

治验数条，见前渴论。

外科理例卷之二

新安祁门朴墅汪机省之编辑
同邑石墅门生陈桷惟宜校正

论十六味流气饮五十六 治无名恶肿痈疽[1]

丹溪曰：夫十六味流气饮，乃表里气血药也，复以疏风助阳之药参入，非脉之洪、缓、沉、迟、紧、细者不宜用。诸家往往不分经络脉症，不具时宜，但云消毒化毒，又云不退，加补气血药，此又使人不能无疑也。

论十宣散五十七

经曰：诸痛痒疮疡，皆属心火，言其常也。如疮盛形羸，邪高痛下，始热终寒，此反常也。故当察时下而权治，可收十全之功。此表里气血之药，若用于痈疽，初发或已发，或内托，或身倦恶寒热少，或脉缓涩，或弦，或紧细，宜用之散风寒以助阳，乃始热终寒之变也，若施于积热炽毒，更不分经络时宜，不能不无惧也。

丹溪曰：《精要》谓治未成也速散，已成者速溃，若用于轻小证候与冬月时令，仅有内托之功。冬月肿疡，用之亦可转重就轻，移深于浅。夏月溃疡用之，其桂、朴之温散，佐以防风、白

---

〔1〕　治无名恶肿痈疽：与体例、文义不符，疑衍。

芷，虽有参、芪，亦难倚仗。世人用此，不问是痈是疽，是冬是夏，无经络，无前后，如盲人骑瞎马，半夜临深池，危哉！又曰：燥血泻气药太多，涉虚者勿轻用。一士背臀腿节次生疽，率用五香连翘汤、十宣散致不救。一人年六十，好酒肉，背疽，与独参膏十五六斤而愈，若用十宣，宁保无危？

论内托散五十八

《精要》谓：一日至三日进十数服，防毒气攻脏腑，名护心散。切详绿豆解丹毒，又言治石毒，味甘入阳明，性寒能补为君；以乳香去恶毒，入少阴，性温善窜为佐；甘草性缓，解五金八石及百药毒为使。想此方专为服丹石发疽者设，不因丹石而发疽，恐非必用之剂。

丹溪曰：痈疽因积毒在脏腑，非一朝一夕，治当先助气壮胃，使本根坚固，而以行经活血为佐，参以经络时令，使毒外发，施治之早，可以内消，此乃内托之本意。又云内托散性冷，治呕有降火之理，若夫老年者病深，诸症备者，体虚者，绿豆虽补，将有不胜重任之患矣。

一妇年七十，形实性急，好酒，冬病脑疽，与麻黄桂枝汤而愈。此亦内托，岂必皆冷药哉。

论神仙追毒丸五十九

《精要》曰：初成脓宜烙，得脓利为效，亦服追毒丸。

丹溪曰：追毒丸，下积取毒之药，决无取脓之效。今用烙而得脓，若在里而血气实，则脓自出；如托不出，何不以和气活血药，佐以参芪补剂，使脓托出也。其方用五倍子，消毒杀虫解风为君，山慈菇、千金子、大戟，皆驱逐走泄为臣，佐以麝香升散，用之以治痈疽，实非所宜。果见脏腑有积毒，或异虫缠滞深固而体气不虚者，亦是快药，但戒勿轻用耳。

论独胜散六十

谓痈疽皆缘气滞血凝，或因怒气所致，用香附子去毛，以生姜汁淹一夕，研干为末，白汤调服二钱，无时。

丹溪曰：本方谓疽后常服，半年尤效，此皆施于体实气郁之人也。

一人厚味气郁，形实性重，年近六十，背疽，医与他药皆不行，惟饮香附米甚快，始终只此一味而安。此千百而一二。

论柞木饮子六十一

干柞木叶四两半　干荷叶中心蒂　干萱草根　甘草节　地榆各一两　细锉，每服半两，水二碗，分二服，早晚各一服。未成者自消，脓者自干。

丹溪曰：荷蒂去恶血、萱根下水、解毒、利胸膈，柞木有芒刺，能驱逐，地榆主下焦血病。轻小证候，或可以为防托。

论阿胶饮子六十二〔1〕蜡矾丸、国老膏、远志酒、忍冬酒〔2〕

丹溪曰：阿胶饮子以牛胶属金属土，补肺气，实大肠，壮胃止泄。蜡矾丸以蜡味甘淡，实大肠，补而难化。国老膏以甘草化

〔1〕　附：原本、文渊本缺，据体例补。下同

〔2〕　忍冬酒：原本、文渊本无，据体例及文意补。

毒行经。远志酒、忍冬酒皆有补性，归心归血，用之颇切，善用者以之配入，肿疡之散结，溃疡之补虚，亦奏捷效。

论六味车螯散六十三

车螯四个，黄泥煅红，出火毒，研末　瓜蒌仁新瓦上，炒令香　甘草节二钱，炒　灯草三十茎

上除车螯为粗末，作一服，用酒二碗，煎耗半碗，去渣，入蜜一大匙，和匀，调车螯末二钱，腻粉少许，空心温服，取下恶物。

丹溪曰：车螯散一以轻粉为佐，一以灯心为佐，其散肿消毒下积，安详稳重，轻小证候，亦可仗之。

论飞龙夺命丹六十四

飞龙夺命丹，治疔疮恶肿，初发或发而黑陷，毒气内陷者。

丹溪曰：世多用之。香窜燥毒之剂，无经不至，故能宣泄，备汗、吐、下三法。病因食一切禽畜毒发及疮脉沉、紧、细、数，蕴毒在里，并湿毒用之神效。若大热大渴，毒气焮发而脉浮洪在表，及膏粱积热之人，未宜轻举。

论加味十全汤六十五

凡治痈疽后，补血气，进饮食，实为切要。盖脓血出多，阴阳两虚，此药可以回生起死。惜其不分经络时令，须在识者触而长之。今医以肿平痛宽，遂以为安，漫不加省，往往于结痂后两三月或半年虚证乃见，医者不察，而加补养之功，因而转成他病者多矣。一人因脚弱，详见后条。

论五香汤六十六

《精要》云：大凡痈疽不可舍五香汤。

丹溪曰：吾不知良甫之时，有许多大府秘坚，病气郁塞，若是之，顽厚可以骤散而大下者耶，亦当开陈时之先后，症之可否，庶乎后人不敢孟浪杀人。殊不知此小寒热，或者由其气血不和而然，便以为外感而行表散，害人最速。

论防风通圣散六十七

此表里气血药也。治一切风毒，积热疮肿，脉候弦、洪、实、数、浮、紧。气血盛实者，不可缺此。

丹溪曰：秘传以是方加人参、黄芪、苍术、赤茯苓、金银花，名消肿托里散，虽以参、芪为主，复云人参无亦可，则又不能无疑而难用也。且临证加减，须较表里。如表证多者，当从此方以辛甘为主散之也；里证多者，须当从变。

论大黄六十八

《精要》云：大黄宣热散毒，治痈疽要药。痈疽始作，皆须大黄等汤极转利之，排日不废。又曰：疮疽泄利，皆是恶候。

丹溪曰：此皆不能使人无疑。借曰用大黄，恐因大府秘而病体实。有积热沉痼者发也，止可破结导滞，推令转动而已，岂可谓极转利之，而且排日不废耶？若下利之后，又与利药，恐非防微杜渐之意。疮之始作，肿在肌肉，若非大满大坚实之证，自当行仲景发表之法，借五香汤为例，散之于外可也，何必遽用峻下之药，夺其里哉！或曰：痈疽用大黄走泄以去毒，孙真人尝言之，良甫祖述其说耳。曰：孙以盛名行奇术于公卿间者；良甫宋人，若其交游亦皆公卿之家，肉食之辈，固皆捷效。今不分贫富苦乐，一概用之，宁免孟浪之过乎？况有心劳而虚者，忧怒而虚者，强力劳动而虚者，大醉饱而虚者，皆气少而涩，血少而浊。生疽固是难治，若大府秘而稍安谷，甘淡薄而守戒律，犹为可治，不免尚费调补。苟因旬日半月，大府秘实，不知亦有其气不降而然者，便以为实而行大黄，岂不杀人。

论白蜡六十九

白蜡禀收敛坚凝之气，外科要药，生肌止痛，接骨续筋。补虚用合欢树皮，同入长肉膏，有神效，但未试其可服否。合欢皮尝服之验矣。

论蓖麻子七十附皂角刺、神异膏、麦饭石膏

蓖麻子性善收，能追脓取毒，亦要药也。皂角刺治痈疽未破已破，能钻引至溃处。神异膏，一说膏药方甚多，神效无出于此。麦饭石膏，脓溃后围疮口，一说内冷恶寒不宜用。

论流气饮、十宣散七十一

夫气血凝滞，多因营卫之气弱，不能运散，岂可复用流气饮以益其虚？况各经气血多少不同。心包络、膀胱、小肠、肝经，多血少气，三焦、胆、肾、心、脾、肺，少血多气。人年四十以上，阴血日衰，若于血少经分而病痈肿，或脉症不足，当以补接为主。

丹溪曰：肿疡内外皆壅，宜托里表散为主，乃补气血药而加

之以行散之剂，非专攻之谓也。或者肿焮痛甚，烦躁脉大，其辛热之剂，不但肿疡不可用，虽溃疡亦不可用也。凡患者须分经络、血气、地部远近、年岁老幼、禀气虚实及七情所感、时令所宜而治之。常见以流气、十宣散二药，概治结肿之证，以致取败者多矣。

大抵证有主末，治有权宜。治其主则末病自退，用其权则不拘于时。泥于守常，必致病势危甚，况杂用攻剂，动扰各经？故丹溪云：凡疮发于一经，只当求责本经，不可干扰余经是也。

论败毒散、流气饮七十二

凡治疮疡，不审元气虚实，病在表里，便服败毒流气等药。盖败毒散，发表药也，果有表证，止宜一二服，多则元气损，毒愈盛，虽有人参亦莫能补。流气饮耗血药也，果气结胸满，只宜二三服，多则血反致败，虽有芎、归，亦难倚仗。丹溪曰：此不系膏粱丹毒之变，因虚劳气郁所致[1]也。

蜡矾丸七十三

一人肩患毒，肿硬作痛，恶症迭见，用矾末三钱糊丸，以葱白七茎煎汤调下，肿痛悉退。本矾末葱汤调下，因末难服，故以蜡为丸。一方士治疮疽，不问肿溃，先用此药二三服，后用消毒药甚效。常治刍荛之人，用此即退，不用托里亦愈。盖止热毒为患，血气不亏，故用多效；若金石毒药发疽者，尤效，以矾能解金石之毒也。一方用矾末五钱，朱砂五分，热酒下，亦效。此药托里固内、止泄、解毒、排脓，不动脏腑，不伤气血，有益无

---

〔1〕致：原本作"故"，据文渊本改。

损，其药易得，其功甚大，偏僻之处不可不知此方。或虫犬所伤，溶化热涂患处，更以热酒调末服皆效。

汗之则疮已七十四

东垣曰：其疮外有六经之形证，内无便溺之阻隔，饮食如故，清便自调，知不在里，非疽疮也。小则为疖，大则为痈，其邪所受于下，风湿之地气自外而来，侵于身也。经曰：营气不从，逆于肉理，乃生痈肿。诸痛痒疮疡，皆属心火。此元气不足，营气逆行，其疮初出，未有传变，在于肌肉之上，皮肤之间，只为风热六经所行经络地分出矣，宜泄其风湿热疮之形势。亦奋然高起，结硬作痛，此疮自外而入，其脉只在左手，左手主表，左寸外洪缓，左关洪缓而弦，是客邪客于血脉之上，皮肤之间，宜急发汗而通其荣卫，则邪气出矣。托里荣卫汤，此足太阳药，表里气血之剂。

黄芪　红花　桂枝各五钱　苍术三钱　柴胡　连翘各二钱　羌活　防风　归身　甘草炙　黄芩各半钱　人参一钱

上锉，每服一两，水酒各半煎。

论须针决七十五

凡疮不起者托而起之，不成脓者补而成之，使不内攻。脓成宜及时针之。若畏痛而不肯针之，又有恐伤良肉而不肯针。殊不知疮虽发于肉薄之处，若脓成，其肿亦高寸余，疮皮又厚分许，用针深不过二分。若发于背，肿高必有三四寸，针入止于寸许，况患处肉已坏矣，何痛之有，何伤之虑？怯弱之人，及患附骨疽，待脓自通，必致大溃不能收敛，血气沥尽而亡者多矣。

论痛七十六

上部脉数实而痛者，宜降火。

上部脉数虚而痛者，宜滋阴降火为主。

尺部脉数而作渴者，滋阴降火。如四物加黄柏、知母。

大抵疮之寒热虚实，皆能为痛。热毒痛者，药用寒凉折之。寒邪痛者，药用温热散之。因风痛者，除风。因湿痛者，导湿。燥而痛者，润之。寒而痛者，通之。虚而痛者，补之。实而痛者，泄之。脓郁而闭者，开之。恶肉侵蚀者，去之。阴阳不知者，调之。经络闭涩者，利之。慎勿概用寒凉之药。盖血脉喜温而恶寒。若冷气入里，血即凝滞，反难瘥矣。又曰：大抵疮疽之证虽发疼痛，形势高大，烦渴不宁，脉若有力，饮食颇进，可保无虞。其脓一溃，诸症悉退。多有因脓不得外泄以致疼痛，若用败毒寒药攻之，反致误事。若有脓，急针之，脓出痛止。脓未成而热毒作痛，用解毒之药。亦有腐烂尺余者，若无恶症，投以大补之剂，肉最易生，亦无所妨。

论痈疽虚实七十七

疮疡之证，五善之中见一二善证者可治，七恶之内见一二恶证者难治，若虚中见恶症者不救，实中无恶者自愈。此证虽云属火，未有不由阴虚而致者。故经云督经虚从脑出，膀胱经虚从背出，岂可专泥于火而用苦寒药治？夫苦寒之药，虽治阳证，尤当分表里、虚实、次第、时宜，岂可始末悉用之。

凡疮肿，坚而不泽（不泽，不光泽而色夭），坚如牛领之皮，疮头如粟，脉洪大，按之则涩，此精气已绝，不治亦死。

凡痈疽之作，皆五脏六腑蓄毒不流，非独荣气壅塞而发，其行也有处，其主也有归。假令发于喉舌者心之毒，皮毛者肺之毒，肌肉者脾之毒，骨髓者肾之毒，发于下者阴中之毒，发于上者阳中之毒，外者六腑之毒，内者五脏之毒。故内曰坏，外曰溃，上曰从，下曰逆。发于上者得之速，发于下者得之缓。感于六腑者易治，感于五脏者则难治也。

发背、脑疽、大疔、悬痈、脱疽、脚发之类，皆由膏粱厚味，尽力房劳，七情六淫，或丹石补药，精虚气耗所致，非独因荣卫凝滞而生也，必灸之以拔其毒，更辨其因，及察邪在脏腑之异、虚实之殊而治之，庶无误也。凡大痈疽，藉气血为主，若塌而不起，或溃而不腐，或不收敛，及脓少或清，皆气血虚也，宜大补之，最忌攻伐之剂。亦有脓反多者，乃气血虚不能禁止也。若溃后发热作渴，脉大而脓愈多，属真气虚邪气实也，俱不治。常见气血充实之人，患疮皆肿高，色赤，易腐溃而脓且稠，又易收敛；怯弱之人多不起，发不腐溃，及难收敛。若不审察，妄投攻剂，虚虚之祸不免矣。

大抵疮之始作，先发为肿，气血郁积，蒸肉为脓，故多痛；脓溃之后，脓退肌宽，痛必渐减。若反痛，乃虚也，宜以补之。有秽气所触者和解之，风寒所逼者温散之。齐氏（名德之，元太医令）云：疮疽之证，有脏腑、气血、上下、真邪、虚实不同也，不可不辨。如肿起坚硬脓稠者实也，肿下软漫脓稀者虚也。泻利肠鸣，饮食不入，呕吐无时，手足并冷，脉弱皮寒，小便自利，或小便时难，大便滑利，声音不出，精神不爽，悉脏腑虚也。大便硬，小便涩，饮食如故，腹满膨胀，胸膈痞闷，肢节疼痛，口苦咽干，烦躁多渴，身热脉大，精神昏塞，悉脏腑实也。凡诸疮疽，脓水清稀，疮口不合，聚肿不赤，肌寒肉冷，自汗色脱者，气血虚也。肿起色赤，寒热疼痛，皮肤壮热，脓水稠黏，头目昏重，气血实也。头痛鼻寒，目赤心惊，咽喉不利，口舌生疮，烦渴饮冷，睡语咬牙者，上实也。精滑不禁，大便自利，腰脚沉重，睡卧不能者，下虚也。肩头不便，四肢沉重，目视不正，睛不了了，食不知味，音嘶色败，四肢浮肿者，真气虚也。肿焮尤甚，痛不可近，多日不溃，寒热往来，大便秘涩，小便如淋，心神烦闷，惚恍不宁者，邪气实也。又曰：诸痛为实，诸痒为虚。又曰：其脉洪大而数者实也，微细而软者虚也。虚则补之，和其气血托里也；实则泻之，疏利而导其气。《内经》谓血实则决之，气虚则掣引之。

溃疡虽有表证发热，宜以托里药为主，佐以表散之剂。

论附骨疽七十八

骨疽，乃流注之败证也，如用凉药，则内伤其脾，外冰其血。脾主肌肉，脾气受伤，饮食必减，肌肉不生；血为脉络，血既受冰，则血气不旺而愈滞。宜用理脾，脾健则肉自生，血气自运行矣。又曰：白虎飞尸，留连周期，或展转数岁，冷毒朽骨出尽自愈。若附骨腐者可痊，正骨腐则为终身废疾矣。有毒自手足或头面肿起，或兼疼痛，止至颈项骨节，去处如疬疡贯珠，此风湿流气之证也，宜加减小续命汤、独活寄生汤主之。有两膝肿痛起，或至遍身骨疼痛者，此风湿痹，又名历节风，宜附子八物汤。又有结核在项腋或两胯软肉处，名曰瘰疬痈，属冷证也。又有小儿宿痰失道，致结核于项颈、臂膊、胸背之处，亦冷证也，俱用热药敷贴。

以上诸证，皆原于肾。肾主骨，肾虚则骨冷而为患也。所谓骨疽皆起于肾，亦以其根于此也。故用大附子以补肾气，肾实则骨有生气，而疽不附骨矣。

论疮疽所致之由七十九

若气血充实，经络通畅，决无患者。若气血素亏，或七情所伤，经络郁结；或腠理不密，六淫外侵，隧道壅塞。医者须当察其所由，辨其虚实，庶不误人。

论痈可治不可治八十

发背、脑疽、脱疽，肿痛赤色，水衰火旺之色，尚可治；若黑或紫，火极似水之象也，乃肾水已竭，精气已涸，决不治。

凡肿不高，色不赤，不焮痛，脉无力，不饮食，肿不溃，腐不烂，脓水清，或多而不止，肌肉不生，属元气虚也，皆难治，宜峻补之。或脓血既泄，肿痛尤甚，脓水败臭，烦躁时嗽，腹痛渴甚，泄利无度，小便如淋，乃恶证也，皆不治。

未成脓不灸，脓熟不开，腐不取，多致不救。

肿而一日至四五日，未成脓而痛者，宜灸至不痛。灸而不痛或麻木者，明灸之。

肿硬不作脓，或痛或不痛，或微痛，或疮头如黍者，灸之尤效。亦有数日色尚微赤，肿尚不起，痛不甚，脓不作者，尤宜多灸，勿拘日期，更服甘温托里药，切忌寒凉之剂。

瘀肉不腐，桑柴火灸之。

脉数发热而痛者，发于阳也，可治；脉不数，不热不痛者，发于阴也，难治；不痛，最恶，不可视为常疾。此证不可不痛，不可大痛。烦闷者不治。

肿疡八十一

肿高㿠痛脉浮者，邪在表也，宜托之，如内托复煎散。

肿硬痛深脉沉者，邪在内也，宜下之，如黄连内疏汤、仙方活命饮、苦参丸。

外无㿠肿，内则便利调和者，邪在经络也，宜调和荣卫，如托里荣卫汤、白芷升麻辈。

㿠痛躁烦，或咽干作渴者，宜降火，如黄连解毒汤。

㿠痛发热，或拘急，或头痛者，邪在表也，宜散之，如荆防败毒散、人参败毒散辈。

大痛或不痛者，邪气实也，隔蒜灸之，更用解毒，如仙方活命饮。

烦躁饮冷㿠痛脉数者，邪在上也，宜清之，如清凉饮，或金银花散。

恶寒而不溃者，气实兼寒邪也，宜宣而补之，如十宣散。

㿠痛发热，汗多，大渴，便秘，谵语者，结阳证也，宜下之，如黄连内疏汤、破棺丹辈。

不作脓或熟而不溃者，虚也，宜补之，如补中益气汤、八物汤、十全大补汤辈。

㿠痛或不痛及麻木者，邪气盛也，隔蒜灸之。

肿痛或不作脓者，邪气凝结也，宜解之，如仙方活命饮。

肿痛饮冷发热睡语者，火也，宜清之，如清心汤，或防风通圣散加黄连。

不作脓，或不溃，及不敛者，阳气虚也，宜补之，如托里消毒散。疮后当调养。

患后当调养。若瘰疬流注之证，尤当补益，否则更患他证矣，必难措治，慎之。蜡矾丸，败毒散，流气饮。

溃疡八十二

脓熟不溃者，阳气虚也，宜补之，如圣愈汤。

瘀肉不腐者，宜大补阳气，更以桑柴火灸之，如参芪归术。

脓清或不敛者，气血俱虚，宜大补，如八物汤。

溃后食少无睡，或发热者，虚也，宜补之，如内补黄芪汤。

倦怠懒言，食少不睡者，虚也，宜补之，如黄芪人参汤。

寒气袭于疮口，不敛或陷下不敛者，温补之，如十全大补汤。

脉大无力，或涩微，而肌肉迟生者，气血俱虚也，峻补之，如十全大补汤。

出血或脓多，烦躁不眠者，乃亡阳也，急补之。脓多或清者，血气俱虚也，宜峻补之。

右关脉弱而肌肉迟生者，宜健脾胃，如六君子汤。

脓清补之不应及不痛，或木闷及坚硬者，俱不治。

溃疡作痛八十三

脓出而反痛者，虚也，宜补之。

凡脓溃之后，脉涩迟缓者易愈，以其有胃气故也；脉细而沉，时直者，里虚欲变证也；若痛尚未痊，洪滑粗散者难疗，以正气虚邪气实也。

脉数虚而痛者属虚火，宜滋阴，如托里散加生地黄。

脉数实而痛者，邪气实也，宜泄之。

脉实便秘而痛者，邪在内也，宜下之，如清凉饮。

脉涩而痛者，气血虚寒也，温补之，如定痛托里散。

若有脓为脂膜间隔不出，或作胀痛者，宜用针引之，或用利刀剪之，腐肉堵塞者去之。

溃疡发热八十四

脉浮或弱而热，或恶寒者，阳气虚也，宜补气，如补中益气汤。

脉涩而热者，血虚也，宜补血，如四物汤、人参养荣汤。

午前热，补气为主，如四君子汤。

午后热者，补血为主，如四物汤。

脉浮数，发热而痛者，邪在表也，宜散之，如补中益气汤。

脉沉数，发热而痛者，邪在内也，宜下之。

东垣云：发热恶热，不渴不止，烦躁肌热，不欲近衣，脉洪大，按之无力，或目痛鼻干者，非白虎汤证也，此血虚发热，宜用当归补血汤。又有火郁而热者，如不能食而热，自汗气短者，虚也，以甘寒之剂泻热补气。如能食而热，口舌干燥，大便难者，以辛苦大寒之剂下之，以泄火补水。

脓血大泄，当大补气血为先，虽有他症，以末治之。

凡痈大溃，发热恶寒，皆属气血虚甚。若左手脉不足者，补血药当多于补气药；右手脉不足者，补气药当多于补血药，切不可发表。

附：余诸症十五条。

论寒热八十五

大抵七情皆能动火，各经之热亦异，当分治之。东垣曰：昼则发热，夜则安静，是阳气自旺于阳分也；昼则安静，夜则发热烦躁，是阳气下陷入阴中也，名曰热入血室。昼则发热烦躁，夜亦发热烦躁，是重阳无阴也，当急泻其阳，峻补其阴。王注曰：

病热而脉数，按之不动，乃寒盛格阳，非热也。形证是寒，按之而脉鼓，击于指下而盛者，此为热盛拒阴，非寒也。《伤寒论》曰：寸口脉微，为阳不足，阴气上入阳中，则洒淅恶寒。尺脉弱为阴不足，阳气下陷入阴中，则发热也。肺热者，轻手乃得，微按全无，日晡热甚，乃皮毛之热，其症必见喘咳寒热，轻者泻白散，重者凉膈散、地骨皮散。心热者，微按至皮肤之下则热少，加力按之则不热，是热在血脉也，其症烦心、心痛，掌中热而哕，以黄连泻心汤、导赤散、朱砂安神丸。脾热者，轻按之不热，重按之亦不热，不轻不重，热在肌肉，遇夜尤甚，其症必怠惰嗜卧，四肢不收，无气以动，泻黄散。肝热者，重按之肌肉之下至骨之上乃热，寅卯时间尤甚，其脉弦，四肢满闷，便难，转筋，多怒多惊，四肢困热，筋痿不能起于床，泻青丸、柴胡引子。肾热者，重手按至骨分，其热蒸手如火，其人骨苏苏如虫蚀，其骨困热不任，亦不能起于床，滋肾丸主之。徐用诚云：面热者，足阳明。口中热如胶，足少阴。口热舌干，足少阴。耳前热，手太阳。掌中热，手厥阴、少阴、太阴。足下热而痛，足少阴。足外热，足少阳。身热肤痛，手少阴。身前热，足阳明。洒淅寒热，手太阴。肩上热，肩似拔，手太阳。中热而喘，足少阴。肩背热，及足小指外廉胫踝后，皆属足太阳。一身尽热，狂而妄闻、妄见、妄言，足阳明。热而筋纵缓不收，足痿，足阳明、厥阴，手少阴。

丹溪曰：恶寒者，卫气虚衰不能温分肉、实表而恶寒者，又有上焦之邪，隔绝营卫不能升降出表而恶寒者。东垣云：昼则恶寒，夜则安静，是阴气上溢于阳中也；夜则恶寒，昼则安静，是阴血自旺于阴分也。夜则恶寒，昼亦恶寒，是重阴无阳也，当急泻其阴，峻补其阳。

七情所伤八十六

经云：神伤于思虑则肉脱，意伤于忧愁则肢废，魂伤于悲哀则筋挛，魄伤于喜乐则皮槁，志伤于盛怒则腰脊难以俯仰也。七情所伤，气血所损之证也，当先滋养血气。

论精血[1]八十七

夫月水之为物，乃手太阳、手少阴二经主之。此二经相为表里，在上为乳汁，下为月水，为经络之余气。苟外无六淫所侵，内无七情所伤，脾胃之气壮，则冲任之气盛，故为月水，适时而至。然面色萎黄，四肢消瘦，发热口干，月水过期且少，乃阴血不足也，非有余瘀闷之证，宜以滋养血气之剂，徐而培之，则经气盛而经水自依期而下。

又云：精未通而御女以通其精，则五体有不满之处，异日有难状之疾。阴已痿而思色以降其精，则精不出而内败，小便道涩而为淋。精已耗而复竭之，则大小便道牵疼，愈疼则愈欲大小便，愈便则愈疼。女人天癸既至，逾十年无男子合则不调，未逾十年思男子合亦不调。不调则旧血不出，新血误行，或溃而入骨，或变而为肿，或虽合而难子。合男子多则沥枯虚人，产乳众则血枯杀人。观其精血，思过半矣。又曰：夫人之生，以血气为本，人之病，未有不先伤其气血者。世有室女童男，积想在心，思虑过当，多致劳损。男子则神色先散，女子则月水先闭。何以致然？盖忧愁思虑则伤心，心伤则血逆竭，血逆竭则神色先散，

---

〔1〕　精血：原本后有"百"字，文渊本同。据前后标题次序及目录删。

而月水先闭也。火既受病，不能营养其子，故不嗜食。脾既虚则金气亏，故发嗽。嗽既作，水气绝，故四肢干。木气不充，故多怒，鬓发焦，筋骨痿。俟五脏传遍。故卒不能死，然终死矣。此一种于劳中最难治。盖病起于五脏之中，无有已期，药力不可及也。若或自能改易心志，用药扶接，如此则可得九死一生。

又云：室女月水久不行，切不可用青蒿等凉剂。医家多以室女血热，故以凉药解之。殊不知血得热则行，冷则凝。《养生必用方》言之甚详。此说大有理，不可不知。若经候微少，渐渐不通，手足骨肉烦疼，日渐羸瘦，渐生潮热，其脉微数，此由阴虚血弱，阳往乘之，少水不能灭盛火，火逼水涸亡津液，当养血益阴，慎勿以毒药通之。毒药慓悍，甚助阳火，阴血得之则妄行，脾胃得之则愈虚，惟宜柏子仁丸、泽兰丸。

论水肿八十八

月水不通，久则血结于内，生块变为血瘕，亦作血癥。血水相并，壅塞不通，脾胃虚弱，变为水肿。所以然者，脾候身之肌肉，象于土，土主克水，水血既并，脾气衰弱，不能克消，致水气流溢，浸渍肌肉，故肿满也。观此岂宜用克伐之剂。

论妇人病八十九

妇人情性执滞，不能宽解，多被七情所伤，遂致遍身作痛，或肢节肿痛，或气填胸满，或如梅核塞喉，咽吐不出，或痰涎壅盛，上气喘急，或呕逆恶心，甚者渴闷欲绝。产妇多有此症，宜服四七汤，先调滞气，更以养血之药。若因思忧致小便白浊者，用此药吞青州白丸子屡效。

论妇人热劳九十

妇人热劳者，由心肺壅热伤于气血，气血不调，藏府壅滞，热毒内积，不得宣通之所致也。其候心神烦躁，颊赤头痛，眼涩神昏，四肢壮热，烦渴不止，口舌生疮，神思昏沉，嗜卧少寐，饮食无味，身体酸疼，或时心怔，或时盗汗，肌肤日渐消瘦，故名热劳也。

自汗忌利小便九[1]十一

自汗，小便少，不可以药利之。既已自汗，则津液外亡，小便自少，若利之则荣卫枯竭，无以制火，烦热愈甚，当俟热退汗止，小便自行也。兼此证乃阳明经，大忌利小便。

论下血九十二

下血，服凉血药不应，必因中气虚不能摄血，非补中升阳之药不能愈，切忌寒凉之剂。亦有伤湿热之食成肠癖而下脓血者，宜苦寒之剂以内疏之。脉弦绝涩者难治，滑大柔和者易治。

论血崩九十三

妇人崩中，由脏腑伤损冲任二脉，血气俱虚故也。二脉为经脉之海。血气之行，外循经络，内营脏腑。若气血调适，经下依时。若劳动过极，脏腑俱伤，冲任之气虚，不能约制其经血，故

---

〔1〕　九：原本脱，文渊本同。据前后标题次序及目录补。

忽然而下，谓之崩中，治宜大补气血之药，以养脾胃，微加镇坠
心火之药治其心，补阴泻阳，经自止矣。

论治病不可责效太速九十四

凡治病，若患者责效太速，及不戒七情，或药不分经络虚
实，俱难治。

论寡妇病九十五

寡妇之病，自古未有言者，惟仓公与褚澄略而论及。寡者言
师尼丧夫之妇，独居无阳，欲男子而不可得，是以郁悒而成病
也。夫处闺门，欲心萌而未遂，致阴阳交争，乍寒乍热，有类疟
疾，久则为劳，又有经闭、白淫、痰逆、头风、膈气、痞闷、面
黵、瘦瘠等症，皆寡之病。诊其脉，独肝脉弦，出寸口而上鱼
际，皆血盛而得。经云：男子精盛则思室，女人血盛则怀胎
是也。

论痿与柔风脚气相类九十六

人身有皮毛、血脉、筋膜、肌肉、骨髓以成其形，内则有
心、肝、脾、肺、肾以主之。若随情妄用喜、怒、劳、佚，致内
脏精血虚耗，使皮血筋骨肉痿弱，无力以运动，故致痿躄，状与
柔风、脚气相类。柔风、脚气皆外所因，痿则内脏不足之所
致也。

论病犯不治九十七

饮食不为肌肤，水谷不能运化精微，灌溉脏腑，周身百脉，神将何依？故气短而促，真气损也。怠惰嗜卧，脾气衰也。小便不禁，膀胱不藏也。时有燥热，心下虚痞，胃气不能上荣也。恍惚健忘，神明乱也。犯此数者，病皆不治。

论脚气九十八

若饮食自倍，脾胃乃伤，则胃气不能施行，脾气不能四布，故下流乘其肝肾之虚，以致足肿；加之房事不节，阳虚阴盛，遂成脚气。亦有内伤食，脾胃之气有亏，不能上升，则下注为脚气者，宜用东垣开结导引丸开导，引水运化脾气。如脾气虚，湿气壅遏不通，致面目发肿或痛者，宜用导滞通经汤以疏导之。脚气由肾虚而生。然妇人亦有病脚气者，乃因血海虚而七情所感，遂成斯疾。今妇人病此亦众，则知妇人以血海虚而得之，与男子肾虚类也。男女用药同，无异，更当兼治七情，无不效也。脚气虽云肿有浅深，感有轻重，其所受皆因真气虚弱，邪气得以深袭。若真气壮实，邪气焉能为患耶？故附骨疽及鹤膝风证，肾虚者多患之。前人用附子者，以温补肾气，而又能行药势，散寒邪也。

凡湿痰湿热，或死血流注关节，非辛温之剂，开发腠理，流通隧道，使气行血和，焉能得愈？但人谓附子有毒，多不肯服，若用童便炮制，何毒之有？况不常服，何足为虑？予中气不足，以补中益气汤加附子，服之三年，何见其毒也。经云：有是病用是药也。故大防风汤、活络丹治脚气、鹤膝风证，多效。

活络丹　夫病深伏在内，非此药莫能通达。但近代始云此药引风入骨，如油入面之说，故后人多不肯服。

大抵有是病用是药，岂可泥此，以致难瘥。

论表虚及小便多少九十九<small>附肺痈、肺痿</small>

经曰：肺内主气，外司皮毛。若肺气虚则腠理不密，皮毛不泽，肺受伤则皮毛错纵，故患肺痈、肺痿、肠痈，必致皮毛如此，以其气不能荣养而然也。亦有服表药，见邪不解，又复发表。殊不知邪不解者，非邪不能解，多因腠理不密而邪复入也。专用发表则腠理愈虚，邪愈易入，反为败证矣，宜胗其脉。邪在表者，止当和解而实腠理；乘虚复入者，亦当和解，兼实腠理，故用托里益气之药。若小便赤涩为肺热所传，小便短少为肺气虚。盖肺为母，肾为子，母虚不能生子故也。亦有小便频数者，亦为肺虚不能约制耳。大抵劳伤血气，则腠理不密，风邪乘肺虚，风热相搏，郁滞不散，以致喘嗽。若误汗下过度，则津液重亡，遂成肺痈、肺痿之症矣。

楄按：以上一十五条，原系后病案中互发挥者，虽非外科，以其议论有切于杂症，不敢脱略，故采附诸论之后，俾学者以便观览。

外科理例卷之三

新安祁门朴墅汪机省之编辑
同邑石墅门生陈桶惟宜校正

头面赤肿一百 时毒发于面鼻耳项者是

里实而不利者，下之。

表实而不解者，散之。

表里俱实而不解者，解表攻里。

表里俱解而不消者，和之。

肿甚焮痛者，砭去恶血，更用消毒之剂。

不作脓或不溃者，托之。

饥年普患者，不宜用峻利，当审而治之。

时毒者，为四时邪毒之气感之于人也，其候发于鼻、面、耳、项、咽喉，赤肿无头，或结核有根，令人憎[1]寒发热，头痛，或肢体痛，恍惚不宁，咽喉闭塞。人不识者将为伤寒，便服解药，一二日肿气益增，方悟，始求疮医。原夫此疾古无方论，世俗通为丹瘤，病家恶言时毒，切恐传染。考之经曰：人身忽经变赤，状如涂丹，谓之丹毒，此风热恶毒所为，与时毒特不同耳。盖时毒初状如伤寒，五七日间乃能杀人。治者宜精辨之。先论其脉，滑、数、浮、洪、沉、紧、弦、涩，皆其候。盖浮数者邪在表也，沉涩者邪气深也。气实之人，急服化毒丹以攻之。热

---

〔1〕　憎：原作"增"，据文义改，下文同。

实不利，大黄汤下之。有表证者，解毒升麻汤以发之。年高气软者，五香连翘汤主之。又于鼻内搐通气散，取十余嚏作效。若搐药不嚏者，不可治；如嚏出脓者，治之必愈。左右之人，每日用嚏药搐之，必不传染；其病人亦每日用嚏药三五次以泄热毒。此治时毒之良法也。经三四日不解者，不可大下，犹宜和解之，犀角连翘散之类。至七八日大小便通利，头面肿起高赤者，可服托里散、黄芪散，宜针镰出血，泄其毒气。十日外不治自愈也。此病若五日以前，精神昏乱，咽喉闭塞，语声不出，头面不肿，食不知味者必死，治之无功矣。然而此疾有阴有阳，有可汗，有可下。粗工但云热毒，就用寒药，殊不知病有微甚，治有逆从，不可不审也。

一人头面肿痛，服硝黄败毒之剂愈甚，诊之脉浮数，邪在表尚未解，用荆防败毒散二剂，势退大半，更以葛根牛蒡子汤，四剂而痊（此凭脉发表）。

经云：身半以上肿，天之气也；身半以下肿，地之气也。乃邪客心肺之间，上攻头目而为肿。此感四时不正之气也，与膏粱积热之证不同。硝黄之剂，非大便秘实不可用。若不审其因，及辨其虚实表里，概用攻之，必致有误。常见饥馑之际，刍荛之人多患之，乃是胃气有损，邪气从之，不可不察。予常治邪在表者，用葛根牛蒡子汤、人参败毒散，或普济消毒饮子；邪在里者，五利大黄汤、栀子仁汤；表里俱不解者，防风通圣散；表里俱解而肿不退者，犀角升麻汤。肿甚者砭患处，出恶血以泄其毒，十日外自愈，若嚏出脓血即愈。欲其作脓者，用托里消毒散；欲其收敛者，用托里散。此法最为稳当。五七日咽喉不闭，言语不出，头面不肿，食不知味者，不治。

一人患此，肿痛发热，作渴，脉实便闭，以五利大黄汤下之，诸证悉退，以葛根牛蒡子汤四剂而痊（此凭脉攻里）。

一人表里俱解，肿痛尚不退，以葛根升麻汤二剂而消（此凭症也）。

一人肿痛发寒热，脉浮数，以荆防败毒散二剂，少愈，再人参败毒散二剂，势减半，又二剂而瘥（此凭脉发表）。

一人耳面赤肿作痛，咽干发热，脉浮数，先以荆防败毒散二剂，势退大半，又以葛根牛蒡子汤四剂而痊（凭脉发表）。

一妇表邪已解，肿尚不消，诊之脉滑而数，乃瘀血作脓也，以托里消毒散溃之而愈（此凭脉症也）。

一人焮肿胀痛，作渴烦热，便秘脉数，按之尤实，用防风通圣散一剂，诸症顿退，以荆防败毒散加玄参、牛蒡、黄芩，二剂而瘥（此凭症凭脉，发表攻里）。

一老冬月头面耳项俱肿，痛甚，便秘脉实，此表里俱实也，饮防风通圣散不应，遂砭患处，出黑血，仍投前药，即应，又以荆防败毒散而瘥。盖前药不应者，毒血凝聚上部经络，药力难达故也。恶血既去，其药自效。或拘用寒远寒，及年高畏用硝黄，而用托里与夫寻常消毒之剂，或不砭泄其毒，专假药力，鲜不危矣（此舍时从症）。

一人表里俱解，惟肿不消，以托里消毒散四剂，脓成，针之而愈（此凭症而治）。

一妇肿痛，用硝黄之剂攻之，稍缓，翌日复痛，诊之外邪已退，此瘀血欲作脓也，用托里消毒散溃之而愈（此凭脉与症也）。

一人表散药愈炽，发热便秘，诊脉沉实，此邪在里也，以大黄汤下之，里证悉退；以葛根牛蒡子汤，浮肿亦消，惟赤肿尚存，更以托里药溃之而愈（此凭脉与症也）。

一人冬月病头面赤肿，耳前后尤甚，痛不可忍，发热恶寒，牙关紧急，涕唾稠黏，饮食难下，不得安卧，医砭肿上四五十针，肿赤不减，痛益甚。予诊其脉浮紧，按之洪缓，知为寒覆皮毛，郁遏经络，热不得升，聚而赤肿，且夫天冷寒凛之时，腠理闭，汗不出，血气强，肉坚涩。善用针者不得取四厥，必待天温。又云，冬月闭藏，用药多，少针石也，宜以苦温之剂温经散寒，所谓寒致腠理，以苦发之，以辛散之，方名托里温经汤。

麻黄苦温发之，为君，去根节，二钱　防风辛温散之，去芦，二分　升麻苦辛，四钱　葛根甘平，解肌出汗，专治阳明经邪，故以为臣　白芷　归身血流不行则痛。白芷、归身辛温以和血散滞，各二钱　苍术湿热则肿。苍术甘温，体轻浮，力雄壮，能泄肤腠间湿热，一钱　人参去芦，一钱　甘草甘温白芍药酸微寒，调中益气使托其里为佐，各钱半

上锉，每服一两，水二盏，先煎麻黄令沸，去沫，再下余药，同煎至一盏，去渣，大温服讫。以薄衣覆首，厚被覆身，卧暖处，使经血温，腠理开，寒乃散，阳气升，大汗出，肿减七八分。再服去麻黄、防风，加连翘、鼠粘子，肿痛悉愈。经言汗之则疮已，信哉。

或曰：仲景言疮家虽身痛不可汗，何也？予曰：此言营气不从，逆于肉理，乃主痛肿而作身痛，非外感寒邪作痛，故戒不可汗，汗之则成痉。又问：仲景言鼻衄者不可汗，复言脉浮紧者以麻黄汤发之，衄血自止，何也？予曰：血与汗异名同类。夺汗者无血，夺血者无汗。今衄血妄行，为热所逼，更发其汗，反助邪热，重竭津液，必变凶证，故不可汗。若脉浮为在表，紧则为寒，寒邪郁遏，阳不得伸，热伏荣中，迫血妄行，上出于鼻，故用麻黄汤散其寒邪。阳气得舒，其衄自止。洁古之学，可谓知其要矣。

泰和二年四月，民多疫疠，初觉憎寒体重，次传头目，肿盛目不能开，上喘，咽喉不利，舌干口燥，欲云大头天行，亲戚不通，染之多殆。

一人病此五六日，医以承气加蓝根下之，稍缓，翌日其病如故，下之又缓，终莫能愈，渐至困笃。予曰：身半以上，天之气也；身半以下，地之气也。此邪热客于心肺之间，上攻头目肿盛，以承气泻胃中之实热，是诛罚无过，不知适其至所为，故遂

用黄连、黄芩味苦寒，各半两，泄心肺间热为君，橘红苦平、玄参苦寒、生甘草甘寒，各二钱，人参三钱，泄火补气为臣，连翘、鼠粘子、薄荷叶苦辛平、板蓝根苦寒、马勃各一钱，白僵蚕炒，七分，升麻、柴胡苦平，各二钱，行少阳、阳明二经气不得伸，桔梗辛温，为舟楫，不使下行，共为细末，半用汤调，时时服之，半用蜜丸噙化，服尽良愈。

凡他处有病此者，书方贴之，名曰普济消毒饮，或加川芎、归身，㕮咀如麻豆，每服五钱，水二钟，煎至一钟，去滓，食后稍热时时服。如大便硬，加大黄酒煨一钱，或二钱，以利之。肿势甚，宜砭刺之。

按：时行疫疾，虽由热毒所染，有气实人下之可愈，气虚者概下之，鲜不危矣。故东垣制此方救斯人，其惠博哉。

一人年逾三十，肩患毒，服人参败毒散一剂，更服十宣散去参、桂，加金银花、天花粉四剂而溃。因怒动肝火，风热上壅，头面赤肿，焮痛，饮冷，以荆防败毒散加[1]芩、连、薄荷，二剂不应，急砭患处，出黑血盏许，仍以一剂，势退大半，再服人参败毒散四剂而愈。

夫病有表里、上下之殊，治有缓急攻补之异，若不砭刺，气血结为肉理，药不能及，肿焮日盛，使峻利之药，则上热未除，中寒已作，必伤命矣。

升麻牛蒡子散，治时毒疮发头面胸膈，脉浮洪在表者。

升麻 牛蒡 甘草 桔梗 葛根 玄参 麻黄 连翘各一钱

锉，作一服，姜三片，水二盏，煎。

一黄门腮赤肿痛，此胃经风热上攻，以犀角升麻汤（三十八）[2]二剂而平。

---

〔1〕加：原本、文渊本无，据文义补。
〔2〕三八：原作"三六"，文渊本同。此方名后数字为书后"附方"的序号。今据"附方"改之。下同。

又一大理患此，用前汤为人所惑，谓汤内白附子性温故也，另用荆防败毒散愈盛，后用此汤尚去白附子，不应，再用全方，三剂而愈。

本草云：白附子，味甘辛，气温，无毒，主面上百病及一切风疮，乃风热之主药。经曰：有是病，用是药。苟不用主病之药，安得而愈？

一人腮颊肿㽱至于牙龈，右关脉数，此胃经风热上攻也，治以犀角升麻汤（三十八），而消。

瘰疬一百零一

肿痛脉浮数者，祛风清热。

脉涩者，补血为主。

脉弱者，补气为主。

肿硬不溃者，补血气为主。

郁抑所致者，解郁结，调气血。

溃后不敛者，属气血俱虚，宜大补。

虚劳所致者，补之。

因有核而不敛者，腐而补之。

脉实而不敛，或不消者，下之。

瘰疬者，结核是也。或在耳后、耳前，或在耳下，连及颐颔，或在颈下，连缺盆，皆谓之瘰疬；或在胸及胸之侧，或在两胁，皆谓之马刀。手足少阳主之。

瘰疬必起于少阳一经，不守禁忌，延及阳明。大抵食物之厚，郁气之积，曰毒，曰风，曰热。皆此三端，拓引变换，须分虚实。实者易治，虚者可虑，以其属胆经，主决断，有相火，且气多血少。妇人见此，若月经不调，寒热变生，稍久转为潮热，危矣。自非断欲，神仙不治也。

救苦化坚汤　瘰疬，马刀，挟瘿，从耳下，或耳后，下颔至肩，或入缺盆，乃手足少阳经分；其在颏下或颊车，乃足阳明经分，受心脾之邪而作，宜将二证合而治之。

升麻一钱　葛根半钱　真漏芦[1]三味俱足阳明本经药　连翘一钱，能散诸血结气聚，疮之神药，十二经疮药不可无　归身三分　熟苄二分　牡丹皮三分，去肠胃中留血、滞血。三味，诸经中和血、生血、凉血药也　黄芪一钱，枯皮毛，实腠理，补之元气，反活血脉，生血，亦疮家圣药　白芍药三分，味酸，气寒，补中益肺。气散而不收，故用酸寒以收散气，腹痛必用。夏月倍之，冬寒下用酸寒故也。又治腹中不和　肉桂三分，大辛热，能散结积，疮证属阳，须少用之，寒因热用也。又寒覆其疮，以大辛热消浮冻之气。或躁烦者去之　麦芽一钱，治腹中缩急，兼能消食补胃　柴胡八分，说同连翘　鼠粘子当肿不用。若当马刀挟瘿，不在少阳经矣，去此二味　羌活一钱　独活半钱　防风半钱。三味乃手足太阳经药。脊痛项强，不可回顾，腰似折，项似拔者用之，或只用防风一味亦可。疮在膈以上，虽是手足太阳经证，亦当用之，为能散结。去上部风病。身拘急者，风也，诸疮见此症亦用。曲末炒黄，二分，为消化食　昆布二分，味大咸酸，能软坚。疮坚硬者用之　黄连去毛三分，治烦闷　广茂三分，煨　三棱二分，煨，坚者削之，疮坚硬甚者用之，不甚勿用　人参三分，补肺气。如气短气喘气不调加之　厚朴姜制，一钱二分，腹时见胀加之　益智仁二分。唾多者胃不和也，或吐沫吐食，胃上寒者加之　黄柏炒，三分。有热或脚膝无力，加之；或躁烦欲去衣者，肾中伏火者，亦加之　甘草炙，五分，或二分，调中益胃，泄火，和诸药，分两不定者。疮宜泻营气，而甘入脾胃，生湿助疮邪故也

上为细末，汤浸蒸饼，和作饼子，日干，捣如米粒，每服二钱，或三钱，白汤下。量病人虚实，无令药多，妨其饮食。此治之大法也。

如在少阳经分，为马刀、挟瘿者，去独活、漏芦、升麻、葛根，加瞿麦三分；气不顺加橘皮，甚者加木香少许。人素气弱，若

〔1〕　真漏芦：诸本皆缺剂量。

病来气盛不短促者，不可拘其平素，只作气盛治之，而从病变之权。邪在上焦加黄芩一半酒制，一半生用，在中焦加黄连一半酒制，一半生用，在下焦加黄柏、知母、防己，皆酒制选用之。大便不通，滋其邪盛，急加酒大黄以利之。

如血燥不行，加桃仁、酒大黄；如风结燥不行，加麻仁、大黄；风湿不行，加煨皂角仁、秦艽、大黄；如脉涩，觉身气滞不行，加郁李仁、大黄，以除气燥；如阴寒秘结不行，以《局方》半硫丸，或加附子、干姜，冰冷与之。

大抵诸病素气弱者，当去苦寒之药，多加参、芪、甘草之类，泄火而补元气，少佐寒凉可也。

散肿溃坚汤，治马刀坚硬如石，在耳下至缺盆，或肩上，或胁下，皆手足少阳经分；或颏，或颊车，坚硬如石，在足阳明经分；或二经疮已破，流脓，并皆治之。

柴胡四钱　升麻三钱　甘草炙　归尾　葛根　白芍各二钱　黄连一钱　三棱酒制，微炒　连翘各三钱　昆布去土　知母酒制　黄柏酒制　土瓜根切碎酒制　草龙胆酒制炒四次　桔梗各半两　黄芩八钱，酒制一半，生用一半　广茂酒制，微炒

上锉，每服五钱，或七钱，水二盏八分，浸大半日，煎至一盏，热服。卧宜去枕，头低脚高。每噙一口，作十次咽，留一口送下后项丸药。服毕，卧如常，取药在膈上停留故也。若能食，粪硬者，旋加作七八钱，止可秤半料作末，炼蜜丸如绿豆大，每服百丸或二百丸，此制之缓也。一方，海藻、昆布，二味洗净，焙干为末；何首乌，木臼捣末；皂角刺，炒黄色；公蛇退一条，树上墙上者是。上五味为末，用猪项下刀口肉，烧熟蘸药末吃，食后向患处一边侧卧一伏时，每核上灸七壮，烟从口中出为度，脓尽即安。

连翘散坚汤，治耳下或肩上及缺盆疮硬如石，动之无根，或生两胁，或已脓流，作疮未破，此手足少阳经分也。

柴胡一两二钱　归尾酒制　黄芩生　广茂酒炒　三棱酒炒　连翘
芍药各半两　黄连酒炒二次　苍术各二钱　土瓜根一两，酒炒　草龙胆
一两，酒制四次　黄芩酒炒二次，七钱　甘草三钱，炙

上秤一半蜜丸，一半锉，煎如前法服。

柴胡连翘汤，治男妇马刀疮。

黄芩炒　知母酒制　连翘　柴胡各半两　中桂三分　甘草炙　黄
柏酒制　生芐各三钱　归尾钱半　瞿麦穗六钱　鼠粘子二钱

锉如麻豆，每服五钱或三钱，水二盏，煎一盏，食后稍热时
服之。

柴胡通经汤，治小儿项侧有疮，坚而不溃，名曰马刀。

柴胡　归尾　桔梗　甘草生　连翘　三棱　鼠粘子　黄芩各
二分　红花少许　黄连五分

锉作一服，水二大盏，煎一盏，食后稍热服。忌苦药泄
大便。

项上瘰疬、马刀，将初生者，用四棱铁环按定作口子，以油
纸燃纤之，勿令合了，以绝其疮之源，其效至速。如瘰不破，或
畏破，以龙泉粉涂。

龙泉粉炒，半润湿另研　瓦粉[1]各半两　昆布去土，三钱或五钱　广
茂酒制　三棱酒制炒，各半两

上细末，熟水调涂之。用此去疾尤速，一二日一易。龙泉
粉，即磨刀水浓汁，青石者佳。

瘰疬，马刀，血少肚泄。

四物汤加芍药炒、牡蛎细研、陈皮、柴胡、甘草、黄连、玄
参、神曲炒及桑椹膏。

桑椹膏　取极熟黑色者二斗，以布滤取自然汁，砂器内文武
火慢熬成薄膏，每日白汤点一匙，食后日三服。

----

〔1〕瓦粉：见《汤液本草》，即铅粉。

夏枯草　本草言大治瘰疬，散结气，有补养厥阴血脉之功，而经不言。观其能退寒热，虚者可仗，实者以行散之药佐之，外以艾灸，亦渐取效。

一妇患瘰疬，延至胸腋，脓水淋漓，日久五心烦热，肢体疼痛，头目昏重，心忪颊赤，口干咽燥，发热盗汗，食少嗜卧，月水不调，脐腹作痛。予谓血虚而然，非疬故也。服逍遥散（二十三）月余少可，更服八珍汤（十四）加牡丹皮、香附子，又月余而经通，再加黄芪、白蔹，两月余而愈（此凭症也）。

一妇久患瘰疬不消，自汗恶寒，此血气俱虚，服十全大补汤（十三），月余而溃。然坚核虽取，疮口不敛，灸以豆豉饼（四十三）仍与前药加香附、乌药，两月而愈（此凭症也）。

一人劳倦，耳下焮肿，恶寒发热，头痛作渴，右脉大而软，当服补中益气汤，彼自用药发表，遂致呕吐，始信予用六君子汤（二），更服补中益气汤（十六）而愈（此凭症也）。

大抵内伤，荣卫失守，皮肤间无气滋养，则不任风寒；胃气下陷，则阴火上冲，气喘发热，头痛脉大。此不足证也，误作外感表实而反泻之，宁免虚虚之祸？东垣云：内伤右脉大，外感左脉大，当以此别之。

机按：左脉大属外感，此亦难凭，必须察形，观色，审症，参之以脉，乃得不误。丹溪治一老人，饥寒作劳，患头痛，发热恶寒，骨节疼，无汗妄语，脉洪数而左甚，治以参、芪、归、术、陈皮、甘草，每贴加附一片，五贴而愈。又一少年，九月间发热头痛，妄语大渴，形肥，脉数大左甚，以参术君，茯苓臣，芪佐，附一片使。盖人肥而脉左大于右，事急矣，非附，则参、芪无捷效。五十贴大汗而愈。此皆左脉大，丹溪悉以内伤治之，若依东垣认作外感，宁不杀人？

一妇年二十，耳下结核，经每过期，午后头痛，服头痛药愈甚，治以八珍汤（十四）加柴胡、地骨皮二十余贴，愈（此凭症也）。

一妇病溃后，发热烦躁作渴，脉大无力。此血虚也，以当归补血汤六剂顿退，又以圣愈汤数剂少健，加以八珍汤加贝母、远志三十余剂而敛（此凭脉也）。

一病妇四肢倦怠类痿证，以养气血健脾胃而愈（此凭症也）。

一人素弱，溃后核将不腐。此气血皆虚，用托里养荣汤，气血复，核尚在，以簪挺拨去，又服前药月余而痊（此凭症也）。

一人患之，痰盛胸膈痞闷，脾胃脉弦。此脾土虚，肝木乘之也，当实脾土，伐肝木为主。彼以治痰为先，乃服苦寒化痰药，不应；又加破气药，病愈甚；始用六君子汤加芎、归数剂，饮食少思，以补中益气汤倍加白术，月余中气少健，又以益气养荣汤，四月肿消而血气亦复矣。夫右关脉弦，弦属木，乃木盛而克脾土，为贼邪也。虚而用苦寒之剂，是虚虚也。况痰之为病，其因不一，主治之法不同。凡治痰，利药过多，则脾气愈虚，虚则痰愈易生。如中气不足，必用参术之类为主，佐以痰药（此凭症与脉也）。

一人久而不敛，神思困倦，脉虚。予欲投以托里，彼以为迂，乃服散肿溃坚汤，半月余果发热，饮食愈少，复求治，投益气养荣汤三月，喜其谨守，得以收救（此凭症脉也）。

齐氏曰：结核瘰疬，初觉，宜内消之；如经久不除，气血渐衰，肌寒肉冷，或脓汁清稀，毒气不出，疮口不合，聚肿不赤，结核无脓，外证不明者，并宜托里。脓未成者，使脓早成；脓已溃者，使新肉早生。血气虚者，托里补之；阴阳不和，托里调之。大抵托里之法，使疮无变坏之症，所以宜用也。

一人久而不敛，脓出更清，面黄羸瘦，每侵晨作泻，与二神丸数服，泄止，更以六君子加芎归，月余肌体渐复，灸以豆豉饼及用补剂作膏药贴之，三月余而愈（此凭症也）。

一妇溃后核不腐，以益气养荣汤三十余剂，更敷针头散腐之，再与前汤三十余剂而敛（此凭症也）。

一人患而肿硬，久而不消，亦不作脓，服散坚毒药不应，令灸肘尖、看尖[1]二穴，更服益气养荣汤，月余而消（此凭症也）。

一人尚硬，亦灸前穴，饮前药，脓成针之而敛。

一妇久溃发热，月经过期且少，用逍遥散兼前汤两月余，气血复而疮亦愈，但一口不收，敷针头散，更灸前穴而痊。

常治二三年不愈者，连灸三次，兼用托里药即愈（前二条俱凭症）。

一人患此肿痛，发寒热，大便秘，以射干连翘散六剂，热退大半，以仙方活命饮（六十一），四剂而消（此凭症也）。

一妇肝经积热，患而作痛，脉沉数，以射干连翘汤四剂少愈，更用散肿溃坚丸月余而消（此凭脉也）。

一妇耳下肿痛，发寒热，与荆防败毒散四剂，表证悉退；以散肿溃坚汤数剂，肿消大半；再以神效瓜蒌散（五十三）四剂而平（此凭症也）。

一人肝经风热，耳下肿痛发热，脉浮数，以薄荷丹治之而消（此凭脉也）。

一人年二十，耳下患疬焮痛，左关脉数。此肝经风热所致，以荆防败毒散（七）三贴，表证悉退；再与散肿溃坚丸（五十）月余平复（此凭脉也）。

一妇因怒，耳下肿痛，以荆防败毒散（七）加连翘、黄芩四剂而愈（此无脉症而用发表，必有所见也）。

尝治此旬日不消者，以益气血药及饮远志酒（二十），并效。无脓自消，有脓自溃。

一妇因怒，耳下焮痛，头痛寒热，以荆防败毒散（七），加

[1] 看尖：原本、文渊本同。查无此穴，疑误或衍。

黄芩，表证悉退；但饮食少思，日晡发热，东垣云虽有虚热，不可大攻，热去则寒起，遂以小柴胡加地骨皮、芎、归、芩、术、陈皮十余贴而愈。次年春，复肿坚不溃，用八珍汤（十四）加香附、柴胡、地骨皮、桔梗，服至六七贴以为延缓；仍服人参败毒散，势愈盛；又服流气饮，则盗汗发热口干食少；至秋复求诊视，气血虚极，辞之，果殁（此凭症也）。

一人每怒，耳下肿，或胁作痛，以小柴胡汤加青皮、红花、桃仁，四剂而愈（此凭症也）。

一人肿硬不作脓，脉弦而数，以小柴胡汤兼神效瓜蒌散（五十三）各数剂，及隔蒜灸数次，月余而消（此凭脉与症也）。

一妇颈痛不消，与神效瓜蒌散（五十三）六剂，少退；更以小柴胡加青皮、枳壳、贝母数剂，痛肿减大半，再以四物对小柴胡数剂而平（此凭症也）。

罗宗伯耳后发际患毒焮痛，脉数，以小柴胡（五）加桔梗、牛蒡子、金银花，四剂而愈（此凭脉症也）。

一人气血已复，核尚不腐，用针头散及必效散各三次，不旬日而愈（此凭症处治）。

一妇瘰疬，与养气顺血药不应，服神效瓜蒌散二剂（五十三），顿退，又六剂而消却，与托里药，气血平复而愈（此凭症也）。

一妇年逾三十，瘰疬已溃，不愈，与八珍汤（十四）加小柴胡、地骨皮、夏枯草、香附、贝母五十余剂，形气渐转；更与必效散（四十九）二服，疮口遂合；惟气血未平，再用前药三十余剂而平（此凭症也）。

治瘰疬，用必效散与瓜蒌散相间服，神效。

后有不问虚实，概用必效散。殊不知斑蝥性猛大毒，利水破血，大损元气。若气血实者，用此劫之而投补剂，或可愈；若虚而用此，或用追蚀之药，瘀肉虽去，而疮口不合，反至不救。

一妇因怒，结核肿痛，察其气血俱实，先以神效散下之，更以益气养荣汤三十余剂而消（此凭症也）。

常治此证，虚者先用益气养荣汤，待其气血完充，乃取神效散去其毒，仍进前药，无不效者。

一人耳下患五枚如贯珠，年许尚硬，面色萎黄，饮食不甘，劳而发热，脉数软而涩，以益气养荣汤六十余剂，元气已复，患处已消，一核尚存，以必效散二服而平（此凭症脉也）。

妇瘰疬不消，脓清不敛，用八珍汤（十四）少愈。忽肩背痛不能回顾，此膀胱经气郁所致，当服防风通气汤。彼云瘰疬胆经病也，是经火动而然，自服凉肝降火之药，反致不食，痛盛。予诊其脉，胃气愈弱，先以四君子（六十三）加陈皮、炒芍药、半夏、羌活、蔓荆子四剂，食进痛止，继以防风通气（四十二）二剂而愈（此凭脉与症也）。

一人神劳多怒，颈肿一块，久而不消，诸药不应，予以八珍汤（十四）加柴胡、香附，每日更隔蒜灸数壮，及日饮远志酒二三盏渐消（此凭症也）。

一妇月水不行，渐热，咳嗽，肌体渐瘦，胸膈不利，颈肿一块，日久不消，令服逍遥散（二十三）月余，更服八珍汤（十四）加牡丹皮、香附又月余，加黄芪、白蔹两月余，热退肿消，经行而愈（此凭症也）。

一人年逾三十，每劳心过度，颈肿发热，服败毒散愈盛，用补中益气汤数贴而消（此凭症也）。

张通府耳后发际患肿一块，无头，肉色不变，按之微痛，彼谓痰结，脉软而时见数。经曰：脉数不时见，疮也，非痰也。仲景云：微弱之脉，主血气俱虚，形精不足。又曰：沉迟软弱，皆宜托里。遂用参、芪、归、术、川芎、炙甘草以托里，少加金银花、白芷、桔梗以消毒。彼谓不然，内饮降火消痰，外贴凉药，觉寒彻脑，患处大热，头愈重，食愈少。复请治，以四君子加藿香、炮干姜数剂，食渐进，肿成刺之，更以十全大补汤（十三）去桂，灸以豆豉饼，又月余而愈（此凭脉症也）。

一人耳内出脓，或痛，或痒，服聪耳益气汤不应，服防风通圣散愈甚，予用补肾丸而愈。

机按：前条瘰疬治法，虚者补之，而补有先后温凉之殊；实者泻之，而泻有轻重表里之异。或行消削，或开郁滞，或舍时从证，或变法用权，或针，或砭，或灸，或敷，其法亦粗备矣。医者能仿是例而扩充之，庶几亦可以应变矣。

一儿宿痰失道，痛肿见于颈项，或臂膊胸背，是为冷证，宜四生散敷贴，内服附子八物汤及隔蒜灸（此无脉可凭而治，当时必有所见也）。

一人因暴怒，项下肿痛，胸隔痞闷，兼发热，用方脉流气二剂，胸膈利；以荆防败毒散二剂而热退；肝脉尚弦涩，以小柴胡加芎、归、芍药四剂，脉症顿退；以散肿溃坚丸一料，将平；惟一核不消，服遇仙无比丸[1]二两而瘳（此凭症凭脉也）。

一儿甫周岁，项患胎毒，予俟有脓刺之，脓出碗许，乳食如常，用托里药月余而愈。又一儿患此，待脓自出，几至不救（此凭症也）。

大抵疮浅宜砭，深宜刺。使瘀血去于毒聚之始，则易消也。况小儿气血又弱，脓成不针不砭，鲜不毙矣。

一人项下患毒，脓已成，因畏针焮，延至胸，赤如霞，其脉滑数，饮食不进，月余不寐，甚倦。予密针之，脓出即睡觉而思食，用托里散（一百五十七）两月余而愈。又一人患此，及时针刺，数日而愈。一人素虚，患此不针，溃透颌颊，血气愈虚而死（此凭症也）。

一人耳后患毒，脉症俱实，宜用内疏黄连汤，彼以严冬不服

---

〔1〕　遇仙无比丸：原本、文渊本作“遇神仙无比丸”，据附方改。下同。

寒剂，竟至不起。

罗谦甫曰：用寒远寒，用热远热，假者反之。虽违其时，以从其证。又云：凡治病必察其下，谓察时下之宜而权治之。故曰：经者常也，法者用也，医者意也。随其所宜而治之，则万全矣。

一妇因怒，项肿，后月水不通，四肢浮肿，小便如淋。此血分证也，先以椒仁丸数服，经行肿消；更以六君子汤加柴胡、枳壳数剂，颈肿亦消矣。亦有先因小便不利，后身发肿，致经水不通，名曰水分，宜葶苈丸治之。《良方》云：妇人肿满，若先因经水断绝，后致四肢浮肿，小便不通，名曰血分。水化为血，血不通则复化为水矣，宜服椒仁丸（此凭症也）。

一病妇，咽间如一核所鲠，咽吐不出，倦怠发热，先以四七汤而咽利，更以逍遥散（此凭症也）。

一妇所患同前，兼胸膈不利，肚腹膨胀，饮食少思，卧睡不安，用分心气饮并效（此凭症也）。

一女年十七，项下时或作痛，乍寒乍热如疟状，肝脉弦长。此血盛之证也，先以小柴胡汤二剂，少愈，更以生地黄丸而痊（此凭脉症也）。

一贵人女适夫，夫早逝，患十指挛拳，掌垂莫举，肤体疮疡粟粟然，汤剂杂进，饮食顿减，几于半载。诊之非风也，乃忧愁悲哀以致耳。病属内因，宜用内因药。仍以鹿角胶辈，多用麝香熬膏贴痿处，挛能举，指能伸，病渐安（此因情而治也）。

一女性急好怒，耳下常肿痛，发寒热，肝脉弦急，投小柴胡加青皮、牛蒡子、荆芥、防风，而寒热退，更以小柴胡对四物，数剂而肿消。其父欲除病根，予谓肝内主藏血，外主荣筋，若恚怒气，逆则伤肝，肝主筋，故筋蓄结而肿，须要自加调摄，庶可免患，否则肝迭受伤，不能藏血，血虚则难差矣。后不戒，果结三核，屡用追蚀，不敛而殁（此因情而治）。

　　一人先于耳前耳下患之，将愈，延及项侧缺盆，三年遂延胸腋，诊之肝脉弦数，以龙荟、散坚二丸治之将愈，肝脉尚数。四年后，小腹、阴囊、内股皆患毒，年余不敛，脉诊如前，以清肝养血及前丸而愈（此凭脉也）。

　　一人因怒，耳下及缺盆患疬，溃延腋下，形气颇实，疮口不合，治以散肿溃坚丸（五十）而愈（此凭形症也）。

　　一儿七岁，项结二核，时发寒热，日久不愈，治以连翘丸而消。若患在面臂等处，尤宜此丸；若溃而不敛，兼以托里之药（此凭症也）。

　　一儿项结一核，坚硬如疬，面色痿黄，饮食不甘，服托里药不应。此无辜疳毒也，以蟾蜍丸治之而愈。若数服不消，按之转动，软而不痛者，内有虫，如粉，急针出之；若不速去，则虫随气走，内蚀脏腑不治。

　　按：此因治不应而变法也。蟾蜍，夏月沟渠中，腹大不跳不鸣者。先取粪蛆一杓置桶中，以尿浸之，桶近上令干，使蛆不得出。将蟾蜍扑死投蛆中，任蛆食昼夜，次以新布袋包系，置水急处，浸一宿取出，瓦上焙为末，入麝香一字，软饭丸如麻子大。每服二三十丸，空心米饮送下。

　　一人眼赤痒痛，时或羞明下泪，耳内作痒，服诸药气血日虚，饮食日减，而痒愈盛。此肝肾风热上攻也，以四生散酒调四服而愈（此凭症也）。

　　一妇人久郁，患而不溃，既溃不敛，发热口干，月水短少，饮食无味，日晡尤倦，益气养荣汤二十余剂少健。予谓须服百剂，庶保无危。彼欲速效，反服斑蝥之剂，及数用追蚀毒药，去而复结，以致不能收敛，出水不止，遂致不救（此凭症也）。

　　一妇久不作脓，脉浮而涩。此气血俱虚，欲补之，使自溃。彼欲内消，专服斑蝥及散坚之药，血气愈虚而死（此凭症也）。

　　一人因劳而患怠惰，发热，脉洪大，按之无力，宜用补中益气汤（十六）。彼不信，辄服攻伐之剂，吐泄不止亦死（此凭脉因补，误治致死）。

大抵此证原属虚损，若不审虚实而犯病禁、经禁，鲜有不误。常治先以调经解郁，更以膈蒜灸之，多自消。如不消，即以琥珀膏贴之，候有脓则针之，否则变生他证。设若兼痰、兼阴虚等证，只宜加兼证之剂，不可干扰余经。或气血已复而核不消却，服散坚之剂，至月许不应，气血亦不觉损，方进必效散，或遇仙无比丸，其毒一下，即止二药，更服益气养荣汤（二百二十一）数剂以调理。疮口不敛，豆豉饼、琥珀膏贴。气血俱虚，或不慎饮食起居七情者，俱不治。然此证以气血为主，气血壮实，不用追蚀之剂，彼亦能自腐，但取去，使易于收敛。若气血虚，不先用补剂而数用追蚀之药，适足以败矣。若发寒热，眼内有赤脉贯瞳仁者，亦不治。一脉者一年死，二脉者二年死。

一女年十九，颈肿一块，硬而色不变，肌肉日削，筋挛急痛。此七情所伤，气血所损之证，当先滋养血气。不信，乃服风药，后不起（此凭症也）。

一人耳后漫肿[1]。

一少妇耳下患肿，素勤苦，发热口干，月水过期且少。一妪以为经闭，用水蛭之类通之，以致愈虚而毙。

一女年十七，患瘰疬久不愈，月水尚未通，发热咳嗽，饮食少思，老媪欲用巴豆、肉桂之类先通其经。予谓此证渐热，经候不调者，不治；但喜脉不涩，且不潮热，尚可治，须养气血，益津液，其经自行。彼欲效，仍用巴、桂。此慓悍之剂，大助阳火，阴血得之则妄行，脾胃得之则愈虚。果通而不止，饮食愈少，更加潮热，遂致不救。

一人远途劳倦，发热，脉大无力，耳下患肿。此劳损也，宜

---

〔1〕 一人耳后漫肿：诸本同。疑为衍文或下有脱文。

补中益气养荣汤（十六），自然热退肿消。彼不听，服降火药及必效散，果吐泻不食而死。

夫劳倦损气，气衰则火旺，火乘脾土，故倦怠而热。此元气伤也。丹溪曰：宜补形气，调经脉，其疮自消，不可汗下。若不详脉症经络受病之异，而辄用峻利之剂，鲜不危矣。

一妇因怒不思食，发热倦怠，骨肉酸疼，体瘦面黄，经渐不通，颈间结核，以逍遥散（二三）、八珍汤（十四）治之稍可。彼自误服水蛭等药，血气愈虚，遂致不救（此凭症也）。

一人耳后寸余发一毒，名曰锐疽，焮痛寒热，烦躁喜冷。此胆经蕴热而然。先用神仙活命饮一剂，势减二三。时值仲冬，彼惑于用寒远寒之禁，自用十宣、托里之药，势渐炽，耳内脓溃，喉肿，开药不能下而殁。

一放出宫女，年逾三十，两胯作痛，不肿，色不变，大小道作痛如淋，登厕尤痛，此瘀血溃入隧道为患，乃男女失合之证也，难治。后溃不敛，又患瘰疬而殁（此久郁也）。

此妇为人之妾，夫为商，常在外，可见此妇久怀忧郁，及放出，又不如愿，是以致生此疾。其流注瘰疬，乃七情气血皆已损伤，不可用攻伐之剂皎然矣。

流注一百零二

暴怒所致，胸膈不利者，调气为主。

抑郁所致而不痛者，宜调经脉，补气血。

肿硬作痛者，行气和血。

溃而不敛者，益气血为主。

伤寒余邪未尽者，和而解之。

脾气虚，湿热凝滞肉理而然，健脾除湿为主。

闪肭瘀血凝滞为患者，和气血，调经络。

寒邪所袭，筋挛骨痛，或遍身痛，宜温经络，养血气。

大抵流注之证，多因郁结，或暴怒，或脾虚湿气逆于肉理；或腠理不密，寒邪客于经络；或闪扑，或产后瘀血流注关节；或伤寒，余邪未尽为患。皆因真气不足，邪得乘之。常治郁者开之，怒者平之，闪扑及产后瘀血者散之，脾虚及腠理不密者，除而补之，伤寒余邪者，调而解之。大要以固元气为主，佐以见症之药。如久而疮口寒者，更用豆豉饼及附子饼灸之；有脓管或瘀肉者，用针头散腐及锭子尤效。若不补血气，及不慎饮食起居七情，俱不治。

一人因怒，胁下作痛，以小柴胡对四物，加青皮、桔梗、枳壳而愈（因情处治）。

一人臀肿一块微痛，脉弦紧，以疮科流气饮四剂而消（因情处治）。

一人因怒，胁下肿痛，胸膈不利，脉沉迟，以方脉流气饮数剂少愈；以小柴胡对二陈加青皮、桔梗、贝母，数剂顿退；更以小柴胡二十余剂而痊（因七情处治）。

一妇因闪肭，肩患肿，遍身作痛，以黑丸子二服而痛止，以方脉流气饮二剂而肿消，更以二陈对四物加香附、枳壳、桔梗而愈（凭症处治）。

一妇腿患筋挛骨痛，诸药不应，脉迟紧，用大防风汤一剂顿退，又二剂而安。又一妇患之亦然，先用前汤二剂，更服黑丸子而痊。此二患若失治，溃作败证（凭症凭脉处治）。

一妇禀弱性躁，胁臂肿痛，胸膈痞满，服流气败毒，反发热少食，用四七汤数剂，胸宽气利；以小柴胡对四物加香附、陈皮，肿痛亦退（此因治不对病而变方）。

一人腿患溃而不敛，用人参养荣汤及附子饼灸，更以补剂煎膏贴之，两月余愈（凭症处治）。

一人脾气素弱，臂肿一块，不痛，肉色不变，饮食少思，半载不溃，先以六君子加芎归芍药二十余剂，饮食渐进；更以豆豉饼日灸数壮，于前药再加黄芪、肉桂三十余剂，脓熟针去；以十全大补汤及附子饼灸之，月余而敛（此凭症处治）。

一人腿肿，肉色不变，不痛，脉浮而滑，以补中益气汤加半夏、茯苓、枳壳、木香饮之，以香附饼熨之。彼谓气无补法，乃服方脉流气饮，愈虚，始用六君子汤加芎、归数剂，饮食少进，再用补剂，月余而消（凭脉凭症处治）。

夫气无补法，世俗论也，以其为病痞满壅塞，似难为补。殊不知正气虚不能运行，则邪气滞而为病，不用补法，气何由行乎？

一人臂肿，筋挛骨痛，年余方溃，不敛，诊脉更虚，以内塞散一料，少愈，以十全大补汤及附子饼灸而愈（凭症凭脉处治）。

《精要》云：留积经久，极阴生阳，寒极为热，以此溃多成瘘，宜早服内塞散排之。

一人腿肿一块，经年不消，且不作脓，饮食少思，强食则胀，或作泻，日渐消瘦，诊脉微细。此乃命门火衰，不能生土，以致脾虚而然也，遂以八味丸，饮食渐进，肿患亦消（凭症凭脉处治）。

一人背髀患之，微肿，形劳气弱，以益气养荣汤，间服黑丸子及木香、生地黄作饼覆患处，熨之月余，脓成针之，仍服前药而愈（此凭所因而治）。

一人腿患，久而不敛，饮大补药及附子饼及针头散，纴之而愈（凭症处治）。

一人臂患，年余尚硬，饮食少思，朝寒暮热，八珍汤加柴胡、地骨、牡丹皮，月余寒热少止，再用益气养荣汤、附子饼灸，两月余脓成，针之，更服人参养荣汤，半载而愈（凭症而治）。

一妇脓溃清稀，脉弱恶寒，久而不愈，服内塞散，灸附子饼而瘳（凭脉凭症而治）。

一人臂患，出腐骨三块尚不敛，发热作渴，脉浮大而涩，乃气血俱损，须多服生气血之剂，庶可保全。彼谓火尚未尽，乃用凉药内服外敷，几危求治。其形甚悴，脉愈虚，先以六君子加芎归月余，饮食渐进，以八珍汤加肉桂三十余剂，疮色乃赤，更以十全大补汤，外以附子饼，仅年而差（凭症凭脉）。

一老伤寒，表邪未尽，股内患肿发热，以人参败毒散二剂，热止；灸香附饼，又小柴胡加二陈、羌活、川芎、归、术、枳壳，数剂而消（凭症处治）。

一妇腰间患一小块，肉色如常，不溃，发热。予欲治以益气养荣解郁之剂，彼却别服流气饮。后针破出水，年余而殁。又一妇久不敛，忽发寒热。予决其气血俱虚，彼反服表散之剂，果发大热，亦死（凭症处治）。

一人元气素弱，将患此，胸膈不利，饮食少思。予欲健脾，解郁，养气血，彼反服辛香流气之剂，致腹胀，又服三棱、蓬术、厚朴之类，饮食少，四肢微肿，兼腰肿一块，不溃而殁。

一妇经不调，两月或三月一至，四肢肿，饮食少，日晡发热，予曰：此脾土气血虚也，用养脾滋气血药，饮食进则浮肿自消，血气充则经水自调。彼以为缓，用峻剂先通月经，果腹疼泄不止，遍身浮肿，饮食少，殁于木旺之月。

一人年逾三十，小腹肿硬，逾年成疮，头破，时出血水。此七情所伤，营气逆于肉理也，名曰流注。诊之肝脉涩。盖肝病脉不宜涩，小腹正属肝经，须涩属金，脉退乃可。予欲以甘温之药补其气血，令自消溃，彼不信，乃服攻伐之药，气血愈虚，果殁于金旺之月（此凭脉也）。

丹溪曰：诸经惟少阳、厥阴二经痈疽，宜预防之，以其多气少血也。少血则肌肉难长，疮久不敛，必成败证。若不知此，辄用峻利之药，以攻伐其阴分之血，祸不旋踵。

悬痈一百零三

焮肿或发热者，清肝解毒（小柴胡、制甘草）。

肿痛者,解毒为主(制甘草)。不作脓或不溃者,气血虚也(八珍汤)。肿痛小便赤滞者,肝经湿热也,宜分利清肝(龙胆泻肝汤)。

一人谷道前患毒,焮痛寒热。此肝经湿热所致,名曰悬痈,属阴虚,先以制甘草(一百二十七)二服,顿退,再以四物加车前、青皮、甘草节、酒制黄柏、知母,数服而消(此凭症也)。

一人年逾五十,患悬痈,脓清脉弱。此不慎酒色,湿热壅滞而然。脓清脉弱,老年值此,何以收敛?况谷道前为任脉发原之地,肝经宗筋之所。予辞,果殁。治此痈惟涧水制甘草有效。已破者,兼十全大补汤(十三)为要。

一人患此焮痛发寒热,以小柴胡汤加制甘草(一百二十七)二剂少退,又制甘草四剂而消(按:小柴胡清肝,制甘草解毒)。大抵此证属阴虚,故不足之人多患之。寒凉之剂,不可过用,恐伤胃气。惟制甘草一药,不损气血,不动藏府,其功甚捷。

一人肿痛,小便赤涩,以加减龙胆泻肝汤加制甘草二剂,少愈,以参、芪、归、术、黄柏、知母、制甘草(一百二十七),四剂而溃;更以四物加黄柏、知母、参、芪、制甘草而痊(按:此先[1]泻后补,当时以有所据,但不知其脉耳)。

一人肿痛未作脓,以加减龙胆泻肝汤二剂,少愈;再以四物加黄柏、知母、木通,四剂消(按:此先治湿热后养血)。

一人脓熟不溃,胀痛,小便不利,急针之,尿脓皆利,以小柴胡加黄柏、白芷、金银花,四剂痛止,以托里消毒散数剂而愈。

常见患者多不肯针,待其自破。殊不知紧要之地有脓,宜急针之,使毒外发,不致内溃,故曰宜开户以逐之。凡疮若不针烙,毒气无从解,脓瘀无从泄。今之患者,反谓紧要之处,不宜用针,何相违之远耶?

一人脓清不敛,内有一核,以十全大补汤加青皮、柴胡、制

---

〔1〕 先:原本作"洗",据文渊本改。

甘草，更以豆豉饼灸，核消而敛（此凭症也）。

一人久而不敛，脉大无力，以十全大补加五味、麦门，灸以豆豉饼，月余而愈（此凭症凭脉也）。

一老年余而不敛，诊脉尚有湿热，以龙胆泻肝汤（六十七）二剂，湿退，以托里药及豆豉饼灸而愈（此凭症凭脉也）。

一人肿痛发热，以小柴胡（五）加黄连、青皮，四剂少愈，更以龙胆泻肝汤（六十七）而消（此凭症也）。

一人脓熟不溃，脉数无力。此气血俱虚也，宜滋阴益气血之药，更针之，使脓毒外泄。彼反用败毒药，致元气愈虚，疮势愈盛，后溃不敛，竟致不救（按：此不凭脉症而误治也）。

悬痈原系肝肾二经阴虚，须一于补，尤恐不治，况脓成而又克伐，不死何待？常治初起肿痛，或小便赤涩，先以制甘草一二剂，及蒜灸，更饮龙胆泻肝汤。若发热肿痛者，以小柴胡加车前、黄柏、芎、归；脓已成，即针之；已溃用八珍汤（十四）加制甘草、柴胡梢、酒炒黄柏、知母；小便涩而脉有力者，仍用龙胆泻肝汤加制甘草；小便涩而脉无力者，用清心莲子饮加制甘草；脓清不敛者，用大补剂，间以豆豉饼灸；或久而不敛者，亦用附子饼灸，并效。

囊痈一百零四 附妇人隐内疮 [1]

肿痛未作脓者，疏肝导湿。

肿硬发热，清肝降火。

脓清不敛者，大补气血。

已溃者，滋阴托里。

脓成胀痛者，急针之，更饮消毒之剂。

---

〔1〕 附妇人隐内疮：原本无，文渊本同。今据目录及下文内容补。

囊痛，湿热下注也。有作脓者，此浊气顺下，将流入渗道，因阴道或亏，水道不利而然，脓尽自安，不药可也，惟在善于调摄耳。又有因腹肿，渐流入囊，肿甚而囊自裂开，睾丸悬挂水出，以麸炭（杉木炭也）末敷外，以紫苏叶包裹，仰卧养之。

《精要》谓痈入囊者死，将以为属肾耶。予治数人，悉以湿热入肝经施治，而以补阴佐之，虽脓溃皮脱，睾丸悬挂亦不死。但未知下虚年老者如何耳！

大抵此证属阴道亏，湿热不利所致，故滋阴降湿药不可缺。常治肿痛小便秘滞者，用除湿为主，滋阴佐之；肿痛已退，便利已和者，除湿滋阴药相兼治之；欲其成脓，用托里为主，滋阴佐之，候脓成即针之，仍用托里滋阴；若湿毒已尽者，专用托里；如脓清或多，或敛迟者，用大补之剂，或附子饼灸之。

一人囊痛，未作脓而肿痛，以加减龙胆泻肝汤二剂少愈，更以四物加木通、知母、黄柏而消（此凭症也）。

一人脓熟作胀，致小便不利，急针，以小柴胡加黄柏、白芷、金银花，四剂少愈，更托里消毒散数剂而消（此凭症也）。

一弱人脓熟胀痛，大小便秘，急针之，脓出三碗许，即鼾睡，觉神思少健，但针迟，须服解毒药，亦溃尽矣，故用托里药至三十余剂始差（此凭症也）。

一人年逾四十，阴囊肿痛，以热手熨之，少缓，服五苓散不应，尺脉迟软。此下虚寒邪所袭而然，名曰阴疝，非疮毒也，治以蟠葱散（九十七）少可，更服胡芦巴丸而平（此因脉迟为寒，脉软为虚而治）。

一人年逾三十，阴囊湿痒，茎出白物如脓，举则急痛。此肝疝也，用龙胆泻肝汤而愈（此因症处治）。阴茎或肿，或缩，或挺，或痒，皆宜此药治之。

一人年逾五十患此，疮口不敛，诊之微有湿热，治以龙胆泻肝汤，湿热悉退，乃以托里药及豆豉饼灸而愈。次年复患湿热颇盛，仍用前汤四剂而退，又以滋阴药而消。若溃后虚而不补，少壮者成漏，老弱者不治。脓清作渴，脉大者亦不治（此凭脉也）。

一人年逾五十，阴囊肿痛，得热愈盛，服蟠葱散不应，肝脉数。此囊痈也，乃肝经湿热所致。脓已成，急针之，进龙胆泻肝汤（六十七），脉症悉退，更服托里滋阴药，外敷杉木炭、紫苏末，月余而愈（此因脉处治）。

一人年逾六十，阴囊溃痛不可忍，睾丸露出，服龙胆泻肝汤，敷麸炭、紫苏末不应。予意此湿气炽盛，先饮槐花酒一碗，次服前汤，少愈，更服托里加滋阴药而平。设以前药不应，加之峻剂，未有不损中气以致败也（此因处治不效，而知为湿盛）。

一少年玉茎捷长，肿而痿，皮塌常润，磨股难行，两胁气冲上。手足倦弱，先以小柴胡加黄连大剂，行其湿热，少加黄柏降其逆气。肿渐收，茎中有坚块未消，以青皮为君，少佐散风之药末服之，外丝瓜子汁调五倍子敷，愈（此凭症也）。

一人囊肿状如水晶，时痛时痒，出水，小腹按之作水声，小便频数，脉迟缓。此醉后饮水入房，汗出遇风寒，湿毒乘聚于囊，名水疝也。先以导水丸二服，腹水已去，小便如常，再以胃苓散倍白术、茯苓，更用气针引去聚水而差（此凭症脉也）。

一弱人茎根结核如大豆许，劳则肿痛，先以十全大补汤去桂加车前、麦门、酒制黄柏、知母少愈，更加制甘草四剂，仍以四物、车前之类而消。又有患此焮痛发热，服龙胆泻肝汤二剂，制甘草四剂而溃，再用滋阴之剂而愈。或脓未成，以葱炒热敷上，冷易之，隔蒜灸赤可。数日不消，或不溃，或溃而不敛，以十全大补加柴胡梢为主，间服制甘草而愈。若不保守，必成漏矣（以上二条，此凭症也）。

一弱人拗中作痛，小便淋沥。此因火燥下焦，无血，气不能降，而渗泄之令不行，用四物加黄柏、知母、茯苓、牛膝、木通十余剂，痛止便利（此凭症也）。

一人气短，拗中若疮，小便不通，用四物加参、芪煎吞滋肾丸而愈（此凭症也）。

前证以虚为本，以病为末，益其本则末自去。设若不固元气，专攻其病，宁无害耶？

一人遗精，劳苦愈盛，拗中结核，服清心莲子饮、连翘消毒散不应，予以八珍汤（十四）加山药、山茱萸、远志十余剂渐愈，更服茯菟丸遂不复作。又有患此，诸药不应，服八味丸而愈（此因处治不应，故推求另为之治）。

一人尿血，阴茎作痛，服清心莲子饮不应，服八正散愈盛，予以发灰醋汤调服少愈，更服班龙丸（一百零二）而平（此因处治不应，以推求也）。

一人患而久不敛，以十全大补加五味、麦门，灸以豆豉饼，月余而平（此凭症也）。

一弱人肿痛未成脓，小便赤涩，以制甘草、青皮、木通、黄柏、当归、麦门，四剂少愈，以清心莲子饮四剂而消（此凭症也）。

一人㽲肿痛甚，小便涩，发热脉数，以龙胆泻肝汤倍车前、木通、泽泻、茯苓，势去半，仍以前汤加黄柏、金银花四剂，又减二三，便利如常，惟一处不消此欲成脓，再用前汤加金银花、皂角针、白芷六剂，微肿痛，脉滑数乃脓已成，针之，肿痛悉退，投滋阴托里药及紫苏末敷之而愈。

一人病势已甚，脉洪大可畏，用前汤二剂，肿少退；以仙方活命饮二剂，痛少止。脉洪数，脓已成，须针之，否则阴囊皆溃。彼不信，更他医，果大溃，睾丸挂，复求治。脉将静，以八珍汤加黄芪、黄柏、知母、山栀，更敷紫苏末，数日而痊。

一人患此，肿痛发热，以小柴胡加黄连、青皮，四剂少愈，更以龙胆泻肝汤而消（凡肿属湿，痛属热，故痛者宜清湿热）。

一儿生三月，病热，左右胁下节次生疖，用四物汤、败毒散

倍人参，香附为佐，犀角为使，大料饮乳母，两月而愈。逾三月
腹胀生丹疹，又半月移胀入囊为肿，黄莹裂开，两丸显露水出，
以紫苏叶盛麸炭末托之，旬余而合。此因父病疟，遗热于胎也
（此凭症也）。

一人玉茎肿痛，服五苓散等药不应，其脉左关弦数。此肝经
积热而成，以小柴胡（五）送芦荟丸，一服势去三四，再服顿
愈（此凭脉凭症也）。

一人连日饮酒，阴挺并囊湿痒，服滋阴等药不应。予谓前
阴，肝脉络也，阴气从挺而出，素有湿，继以酒，为湿热合于下
焦而然。经曰：下焦如渎。又云：在下者引而竭之。遂以龙胆泻
肝汤及清震汤而愈。此或不应，宜补肝汤及四生散治之（此凭
症也）。

一妇阴内脓水淋漓，或痒或痛，状如虫行，少阴脉滑数。此
阴中有疮也，名曰𧏾，由心神烦郁，胃气虚弱，气血凝滞所致，
与升麻、白芷、黄连、木通、当归、川芎、白术、茯苓、柴胡煎
服，以搨肿汤熏洗，更搽蒲黄、水银两月余而愈。此条因脉而知
疮，其曰胃气虚者，当时必有见也。或有包络虚，风邪乘阴，血
气相抟，令气痞涩，致阴肿痛，治以菖蒲散（一百），更以枳实
炒热，帛包熨之，冷则再炒。

或有子脏虚，冷气下冲，致阴脱出，谓之下脱，或因产，努
力而脱者，宜当归散；久不愈者，补中益气汤倍加升麻柴胡
举之。

下疳一百零五

肿痛或发热者，肝经湿热也，清肝除湿。

肿痛发寒热者，邪气伤表也，发散之。

肿痛小便赤涩者，肝经湿热壅滞也，疏肝导湿。

一人患此肿硬，焮痛寒热，先以人参败毒散二剂而止，更以小柴胡加黄连、青皮而愈（此因症因经也）。

一人溃而肿痛，小便赤涩，以加减龙胆泻肝汤加青皮、黄连二剂少愈，以小柴胡加黄柏、知母、当归、茯苓数剂而愈（此因症因经也）。

一人茎肿不消；一人溃而肿痛，发热，小便秘涩，日晡或热；一小儿肿痛，诸药不应，各以小柴胡吞芦荟丸数剂并愈。

一人阴茎或肿，或作痛，或挺纵不收；一人茎中作痛，筋急缩，或作痒，白物如精，随溺而下，此筋疝也，并用龙胆泻肝汤皆愈（此因症也）。

张子和曰：遗精癃闭，阴痿脬痹，精滑白淫，皆男子之疝，不可妄归之肾冷。若月涸，不月，月罢，腰膝上热，足热，嗌干，癃闭，少腹有块，或定或移，前阴突出，后阴痔核，皆女子之疝也。但女子不谓之疝，而谓之瘕。

一人溃而肿痛，发热，日晡尤甚，以小柴胡加黄柏、知母、当归而愈（此因症也）。

一人已愈，惟茎中一块不散，以小柴胡加青皮、荆、防治之，更以荆、防、牛膝、何首乌、活石、甘草各五钱，煎汤熏洗，各数剂而消（此因症也）。

一人年逾四十，素有淋，患疳疮，焮痛倦怠，用小柴胡（五）加连、柏、青皮、当归而愈（此因症而治）。

一人因劳，茎窍作痒，时出白物，发热口干，以清心莲子饮而安（此因劳处治）。

一人玉茎肿痛，小便如淋，自汗甚苦，时或尿血少许，尺脉洪滑，按之则涩，先用清心莲子饮，加牛膝、山栀、黄柏、知母数剂少愈，更以滋肾丸一剂而痊（此因症也）。

前贤云：如自汗，小便少，不可以药利之。既已自汗，则津液外亡，小便自少，若利之则荣卫涸竭，无以制火，烦热愈甚，当俟热退汗止，小便自行也。兼此乃阳明经，大忌利小便也。

一老患痔疮，小便淋沥，脉细体倦。此气虚兼湿热也，用清心莲子饮及补中益气汤（十六）而愈。下痔疮，丹溪用青黛、蛤粉、密陀僧、黄连为末敷。又以鸡肫皮烧存性为末敷。下痔疮并臁疮：蛤粉、蜡茶、苦参、密陀僧，为末，河水洗净，腊猪油调敷。

又方　米泔水洗疮净，用头发盐水洗去油，净再用清汤洗，晒干，烧灰，敷疮即生靥。

又方　治下注痔疮，蚀臭腐烂，疼痛难忍，兼治小儿痔疮。

黄柏蜜炙　黄丹三分　轻粉钱半　乳香三分　密陀僧　高末茶各三分　麝香少许

上末，用葱汤洗疮，次贴此药。

洗药　黄连、黄柏、当归、白芷、独活、防风、荆芥、朴硝等分，水煎，入钱五十文，乌梅五个，盐一匙同煎，温洗，日五七次。敷下项药。

敷药　木香、槟榔、黄连、铜青、轻粉、枯矾、海螵蛸、麝香等分为末，洗后至夜敷上。

外科理例卷之四

新安祁门朴墅汪机省之编辑

同邑石墅门生陈桷惟宜校正

便毒一百零六

内蕴热毒寒邪者，解散之。劳役而患者，补之。不遂交感，或强固精气，致败而结者，解散之。

湿热而致者，清肝导湿。

一人患此未作脓，小便秘涩，以八正散三剂少愈，以小柴胡加泽泻、山栀、木通，二剂而消（此凭症也）。

一老妇肿痛，脓未作，小便滞，肝脉数，以加减龙胆泻肝汤加山栀、黄柏，四剂而消（此因症也）。

一人肿痛发寒热，以荆防败毒散二剂而止，以双解散二剂而消（此因寒热认作外邪处治）。

一人脓未成，大痛，服消毒托里内疏药不应，脉洪大，毒尚在，以仙方活命饮一剂痛止，又剂而消（此因治不应而处也）。

一人肿痛，日晡发热，以小柴胡加青皮、天花粉四剂，痛止，热退，以神效瓜蒌散四剂而消（此因症也）。

一人焮肿作痛，大小便秘，脉有力，以玉烛散二剂顿退，更以龙胆泻肝汤四剂而消（此因症因脉而治）。

一人溃而痛不止，诸药不应，诊之脉大，按之则数，乃毒未解也，以仙方活命饮而止，又二剂而消（此因症因脉而治）。

一人溃而痛不止，以小柴胡加黄柏、知母、芎、归四剂少止，更以托里当归汤数剂而敛（此因症也）。

一人服克伐药以求内消，致泻利少食，以二神丸先止其泻，以十全大补倍加白术、茯苓数剂而消（此因症也）。

大抵此症多患于劳役之人，亦有内蕴热毒而生者，须辨虚实及脓成否，不可妄投药饵。常见治此，概用大黄之类下之，以求内消，或脓成，令脓从大便出，鲜有见其痊者。人多欲内消者，恐收之难也。若补养气血，不旬日而收矣。若脓既成，岂有可消之理，再用克伐之剂，反为难治。

一人不慎房劳，患此肿痛，以双解散二服，其病即止，更以补中汤数剂而脓成针之，以八珍汤加五味、麦门、柴胡三十余剂（此因症也）。

大抵便痛者，血疝也，俗呼为便毒，言于不便处患之故也，乃足厥阴肝经络及冲任督脉，亦属肝之旁络也，是气血流通之道路，今壅而肿痛。此则热毒所致，宜先疏导其滞，更用托里之剂（此临症制宜也）。

一人年逾四十，患便毒，克伐太过，饮食少思，大便不实，遗精脉微。东垣云：精滑不禁，大便自利，腰脚沉重，下虚也。仲景曰：微弱之脉，主气血俱虚。先以六君子（二）加破故纸、肉豆蔻煎服，泄止食进，更以十全大补汤（十三）加行经药十余剂而消（此因脉症也）。

一人患便毒，脓稀脉弱，以十全大补汤加五味、麦门、白蔹三十剂稍愈，更以参芪归术膏而平。因新婚复发，聚肿坚硬，四肢冷，脉弱皮寒，饮食少思。此虚极也，仍用前药加桂、附，三剂稍可。彼欲速愈，自用连翘消毒散，泄利不止而殁（此因症脉也）。

一人年逾四十，素劳苦，患便毒发寒热，先以小柴胡加青皮一服，表证悉退；次以补中益气汤加川山甲二剂，肿去三四；更以托里之药五六服，脓成刺去，旬日而敛（此因症也）。夫便毒，足厥阴湿气因劳倦而发，用射干三寸同生姜煎，食前服，得利一二行，效。射干、紫花者是，红花者非。

又方　破故纸、牛蒡子微炒、牵牛炒、大黄酒拌煨，等分末之，每服一两，酒调下。

又方已成脓者，大黄、连翘各五钱，枳实三钱，厚朴、甘草节各二钱，桃仁二十一粒，姜三片，分三贴，煎服。

消毒饮　便毒初发，三四日可消。皂角刺、金银花、防风、当归、大黄、甘草节、瓜蒌仁等分，水酒各半，煎，食前温服。仍频提揲顶中发，立效。

又方　白僵蚕、槐花为末，酒调服。一方加酒大黄。

又方　木鳖子、大黄、瓜蒌、桃仁、草龙胆㕮咀，浓煎，露一宿，清晨温服，立愈。

又方　山栀、大黄、乳香、没药、当归各半钱，瓜蒌仁二钱，代赭石一钱，上作一服煎。

一人肿而不溃，以参、芪、归、术、白芷、皂角针、柴胡、甘草节数剂而溃，以八珍汤加柴胡数剂愈（此因症也）。

一人溃而肿不消且不敛，诊之脉浮而涩，以豆豉饼灸（四十三），更以十全大补汤（十三），月余而愈（此因症也）。

乳痈一百零七 附乳岩无乳并男子乳痈

暴怒或儿口气所吹痛肿者，疏肝行气。

肿焮痛甚者，清肝消毒。

焮痛发寒热者，发散表邪。

未成脓者，疏肝行气。

不作脓或不溃，托里为主。

溃而不敛，或脓清者，大补气血。

一妇禀实性躁，怀抱久郁，左乳内结一核不消，按之微痛，以连翘饮子二十余剂少退，更以八珍汤加青皮、桔梗、香附、贝母，二十余剂而消（此因症因情也）。

一妇发热作渴，至夜尤甚，两乳忽肿，服败毒药，热反炽，诊之肝脉洪数，乃热入血室，以加味小柴胡治之，热止肿消（此因症因脉也）。

一妇两乳内时常作痛，口内常辣，卧起若急，脐下牵痛，以小柴胡加青皮、黄连、山栀而愈（此因症也）。

一妇郁久，左乳内结核如杏许，三月不消，心脉涩，脾脉大，按之无力，以八珍汤加贝母、远志、香附、柴胡、青皮、桔梗五十余剂而溃，又三十余剂而愈（此因情因脉也）。

一妇久郁，右乳内结三核，年余不消，朝寒暮热，饮食不甘。此乳岩也，乃七情所伤，肝经血气枯槁之证，宜补气血，解郁结。遂以益气养荣汤百余剂，血气渐复，更以木香饼灸之，嘉其谨疾而消（此因症因情也）。

一妇脓成不溃，胀痛，予欲针之，令毒不侵展，不从。又数日，痛极始针，涌出败脓三四碗，虚证蜂起，几殆。用大补药两月余始安（此因症也）。

夫乳者，有囊橐，有脓不针，则遍患诸囊矣。少壮者得以收敛，老弱者多致不救。

一妇肿而不作脓，以益气养荣汤加香附、青皮，数剂脓成，针之，旬日而愈（此因症也）。

一妇右乳肿，发热，怠惰嗜卧，无气以动，致夜热尤甚，以补中益气汤兼逍遥散而痊（此因症也）。

一产妇因乳少，服药通之，致乳房肿胀，发热作渴，状若伤寒，以玉露散补之而愈。

夫乳汁乃气血行化，在上为乳，在下为经。若冲任脉盛，脾胃气壮，则乳汁多而浓，血衰则少而淡，所乳之子亦弱而多病。此自然之理也。亦有屡产有乳，再产乳无，或大便涩滞，乃亡津液也。《三因论》云：产妇乳脉不行有二，有气血盛闭而不行者，有血气弱涩而不行者。虚当补之，盛当疏之。盛者当用通草、漏芦、土瓜根辈，虚者当用炼成钟乳粉、猪蹄、鲫鱼之类。概可见矣。亦有乳出不止者，多属于虚不约束也。

一妇乳痈，愈后发热，服养气血药不应，八珍汤加炮姜四剂而愈，仍以前汤加黄芪、香附三十余剂而安（此因症也）。

一妇患此，脓成畏针，病势渐盛，乃强针之，脓出三碗许，脉数发渴，以大补药三十余剂而愈（此因症也）。

一妇乳痈脓成，针刺之及时，不月而愈。

一妇产次子而无乳，服下乳药但作胀。予谓乳皆气血所化。今胀而无乳，是气血竭而津液亡也，当补气血，自有乳矣。与八珍汤倍加参、术，少加肉桂，二十余剂乳遂生。后因劳役复竭（此因症也）。

盖初产有乳，再产而无，其气血只给一产耳，其衰可知。闻有产后乳出不止，亦为气虚，宜补药止之。其或断乳，儿不吮，亦能作胀，用麦芽炒为末，白汤调服以散之。若儿吮破乳头成疮，用蒲公英末，或黄连、胡粉散掺之。若乳头裂破，以丁香末或蛤粉、胭脂末敷之，并效。

一妇因怒，两乳肿兼头痛寒热，以人参败毒散二剂，表证已退，以小柴胡加芎、归、桔梗、枳壳，四剂而痊（此因症也）。

一妇郁久，右乳内肿硬，以八珍汤加远志、贝母、柴胡、青皮，及隔蒜灸，兼服神效瓜蒌散，两月余而消（此因情因症也）。

一妇左乳内肿如桃许，不痛，色不变，发热，渐消瘦，以八珍汤加香附、远志、青皮、柴胡百余剂，又间服神效瓜蒌散三十余剂，脓溃而愈（此因症也）。

患者或责效大速，或不戒七情，俱难治。大抵四十以后者尤难治，盖因阴血日虚也。况医用药不分经络虚实，未有能保痊也。

一妇乳内肿一块如鸡子大，劳则作痛，久而不消，服托里药不应。此乳劳症也，肝经血少所致。先与神效瓜蒌散四剂，更隔蒜灸，肿少退，再服八珍汤，倍加香附、夏枯草、蒲公英，仍间服前散，月余而消（此因症因治而处也）。

又有乳疽一症，肿硬木闷，虽破而不溃，肿亦不消，尤当急服此散及隔蒜灸。此二症乃七情所伤，气血所损，亦劳症也。宜戒怒，节饮食，慎起居，否则不治。

一妇年逾二十，禀弱，乳内作痛，头疼脉浮，与人参败毒散倍加参一剂，表证悉退，但饮食少思，日晡微热。更以小柴胡合六君子二剂，热退食进。方以托里药加柴胡十余剂，针出脓而愈（此因禀受、因症、因脉也）。

一妇亦患此，予谓须多服养气血解郁结药，可保无害。不信，乃服克伐之剂，反大如碗，日出清脓，不敛而殁（此误治也）。

一妇郁久，乳内结核，年余不散，日晡微热，饮食少思，治以益气养荣汤嫌缓，乃服行气之剂，势愈甚，溃而日出清脓不止，复求治。诊之脉洪而数，辞不治。又年余果殁。

一人年逾五十，患子不立，致左乳肿痛，左胁胀痛，肝脉弦数而涩，先以龙荟丸二服，诸症顿退，又以小柴胡对四物加青皮、贝母、远志数剂。脓成，予欲针之，仍用养气血解郁结。不从，乃杂用流气败毒之剂，致便秘发热作渴，复求治。予谓脓成不溃，阳气虚不能鼓舞也（此因情因脉也）。

一妾，放出宫人，年四十，左乳内结一核，坚硬，按之微痛，脉弱懒言。此郁结证也，名曰乳岩，须服解郁结、益气血药百贴可保。彼不为然，服十宣散、流气饮，疮反盛。逾二年复请予视，其形如覆碗，肿硬如石，脓出如泔。予曰脓清脉大，寒热发渴，治之无功，果殁（此因情因脉因症而处治）。

一妇因怒，左乳内肿痛，发热，表散太过，致热益甚，以益气养荣汤数剂，热止脓成，焮痛，针之不从，遂肿胀，大热发渴，始针，脓大泄，仍以前汤百余帖始愈（此因误治也）。

一妇因怒，左乳作痛，胸膈不利，以方脉流气饮加木香、青皮四剂而安（此因情也）。

一男子左乳肿硬痛甚，以仙方活命饮二剂，更以十宣散加青皮、香附四剂，脓成针之而愈。若脓成未破，疮头有薄皮剥起者，用代针之剂点皮起处，以膏药覆之，脓亦自出，不若及时针之，不致大溃。如出不利，更纤搜脓化毒之药。若脓血未尽，辄用生肌之药，反助邪气，纵早合，必再发，不可不慎。

一人因怒，左乳肿痛，肝脉弦数，以复元通气散二服少愈，以小柴胡加青皮、芎、归而消（此因情因脉也）。

一妇年逾三十，每怒后乳内作痛，或肿。此肝火也。与小柴胡合四物汤，加青皮、桔梗、枳壳、香附而愈。彼欲绝去病根，自服流气饮，遂致朝寒暮热，益加肿痛。此气血被损而然。予与八珍汤三十余剂，赖其年壮，元气易复，得愈。

一治妇人两乳间出黑头疮，疮顶陷下，作黑眼子，脉弦洪，按之细小。并乳痈初起亦治。宜内托升麻汤。

升麻　葛根　连翘各钱半　黄芪　归身　甘草炙，各一钱　肉桂三分　黄柏二分　鼠粘子半钱

锉作一服，水二分，酒一分，同煎，食后服。此足阳明、厥阴药（此因症也）。

一后生作劳风寒，夜发热，左乳痛，有核如掌，脉细涩而数。此阴滞于阳也。询之已得酒，遂以瓜蒌子、石膏、干葛、川芎、白芷、蜂房、生姜同研，入酒饮之，四贴而安（此因症因脉处治）。

乳头[1]厥阴所经，乳房阳明所属。厥阴者肝也，乃女子致

---

〔1〕　乳头：原本上衍"一"字，文渊本同。今据文义删。

命之地，宗筋之所，且各有囊橐。其始焮肿虽盛，受患止于一二橐，若脓成不刺，攻溃诸囊矣。壮者犹可，弱者多致不救。所以必针而后愈。用蒲公英、忍冬藤入少酒，煎服，即欲睡，是其功也，及觉而病安矣。未溃以青皮、瓜蒌、桃仁、连翘、川芎、橘叶、皂角刺、甘草节，随症加减，煎服。已溃以参、芪、芎、归、白芍、青皮、连翘、瓜蒌、甘草节煎服。

一妇乳痈，气血颇实，但疮口不合，百法不应，与神效瓜蒌散四剂少可，更与数剂，及豆豉饼灸而愈（此因人因治而处也）。

又有患此未溃，亦与此散三剂而消。良甫云：如有乳劳，便服此药，可杜绝病根。如毒已成，能化脓为水；毒未成者，从大小便中散矣。

一妇乳痈，寒热头痛，与荆防败毒散一剂，更与蒲公英一握，入酒二三盏，再捣，取酒热服，渣热罨患处而消。此因头痛发热，乃表证也，故用表散。

蒲公英俗呼孛孛丁，夏秋间开黄花似菊，散热毒，消肿核，散滞气，解金石毒圣药。乳硬多因乳母不知调养所致。或愤怒所逆，郁闷所遏，厚味所酿，以致厥阴之气不行，故窍闭而汁不通；阳明之血沸腾，故热甚而化脓。或因乳子膈有滞痰，含乳而睡，口气焮热所吹而成结核，初便忍痛揉软，吮令汁透可散，否则结成矣。治以青皮疏厥阴之滞，石膏清阳明之热，生甘草节行污浊之血，瓜蒌子导毒消肿，或加没药、青橘叶、皂角刺、金银花、当归，或汤或散，佐以少酒，若加艾火两三壮于痛处，尤妙。粗工便用针刀，必惹崛病。

机按：前条用针，以已成脓言。此条禁针，以未成脓言。未成脓而针则伤良肉，反增疮劳。已成脓不针，则脓蚀良肉，延溃无休。其意各有在也。

一妇形脉稍实，性躁，难于后姑，乳生隐核，以单味青皮汤，间以加减四物汤，加行经络之剂，两月而安（此因情也）。

腹痛一百零八

一人年逾三十，腹患痛肿，脉数喜冷。齐氏曰：疮疡肿起，坚硬者实也。河间曰：肿硬督闷，烦躁饮冷，邪在内也。用清凉饮（十二）倍大黄三剂，稍缓；次以四物汤加芩、连、山栀、木通四剂而溃；更以十宣散（四）去参、芪、桂，加金银花、天花粉。彼欲速效，自服温补药，肚腹遂肿，小便不利，仍用清凉饮，脓溃数碗，再以托里药治之而愈（此因症因脉处治）。

一人腹痛焮痛，烦躁作呕，脉实。河间曰：疮疡属火，须分内外以治其本。又云：呕哕心烦，肿硬督闷，或皮肉不变，脉沉而实，毒在内也，当疏其内以绝其源。用内疏黄连汤（三）利二三行，诸症悉去，更以连翘消毒散而愈（此据脉症而治）。

一人腹痛，脓熟开迟，脉微细，脓出后，疮口微脓，如蟹吐沫。此内溃透膜也。疮疡透膜，十无一生，虽用大补，亦不能救。此可为待脓自出之戒也（此据症也）。

一恭人腹内一块，不时作痛，痛则不知人事，良久方苏，诸药不应。其脉沉细，非疮也。河间云：失笑散（一百零九）治疝气及妇人血气痛欲死，并效。与一服，痛去六七，再服而平。此药治产后心腹绞痛及儿枕痛，尤妙（按：此凭脉处治）。

一儿十岁，腹胀痛，服消导药不应。彼以为毒。其脉右关沉伏，此食积也。河间云：食入则吐，胃脘痛也。更兼身体痛难移，腹胀善噫，舌本强，得后与气快然。衰皆脾病也。审之，因食粽得此，以白酒曲热酒服而愈（按：此凭脉凭症而治也）。

一人素嗜酒色，小腹患毒，脉弱微痛，欲求内消。予谓当助胃壮气，兼行经活血佐之可消。彼欲速效，自用败毒等药，势果盛，疮不溃脓，饮食少思。两月余复请诊，脉愈弱，盗汗不止，聚肿不溃，肌寒肉冷，自汗色脱。此气血俱虚，故不能发肿成脓。以十全大补汤（十三）三十余剂，脓成针之，反加烦躁，脉大。此亡阳也。以圣愈汤（十七）二剂，仍以前汤百剂而愈（此凭脉症处治）。

疔疮一百零九

脉浮数者，散之。

脉沉实者，下之。

表里俱实者，解表攻里。

麻木大痛或不痛者并灸之，更兼攻毒。

疔疮，以其疮形如丁盖之状也，多因肥甘过度，不慎房酒，以致邪毒蓄结，遂生疔疮。经曰：膏粱之变，足生大丁是也。亦有人汗滴入食肉而生，亦有误食死牛马而生，不可不慎。初生头凹肿痛，青黄赤黑，无复定色，便令烦躁闷乱，或憎寒头痛，或呕吐心逆者是也。急于艾炷灸之。若不觉痛，针疮四边，皆令血出，以回疮锭子从疮孔纫之，贴以膏药，仍服五香连翘汤、漏芦汤等疏下之为效。若针之不痛无血者，以猛火烧铁针通赤，于疮上烙之，令如焦炭，取痛为效。亦纫前锭子贴以膏药，经一二日脓溃根出，服托里汤散，依常疗之。如针不痛，其人眼黑，或见火光者，不可治。此毒已入脏腑也。

一人足患作痒，恶寒呕吐，时发昏乱，脉浮数，明灸二十余壮始痛，以夺命丹一服，肿起，更以荆防败毒散而愈。

一人左手臂患之，是日一臂麻木，次日半体皆然，神思昏溃，遂明灸二十余壮始不痛，至百壮始痛，以夺命丹一服始肿起，更用神异膏及荆防败毒散而愈（此凭症也）。

一妇忽恶寒作呕，肩臂麻木，手心瘙痒，遂瞀闷不自知其故，但手有一泡，此疔毒也。急灸患处五十余壮而苏，又五十余壮知痛，投荆防败毒散而愈（此因恶寒，故用发表）。

一人脚面生疔，形虽如粟，其毒甚大，宜峻利之药攻之。因其怯弱，以隔蒜灸五十余壮，痒止再灸，片时知痛，更贴膏药，再以人参败毒散一服渐愈。至阴之下，道远位僻，药力难达，若用峻剂，则药力未到，胃气先伤，不如灸之为宜（此据形症而治）。

一人感痘毒，面生疔十余枚，肿痛脉数，服荆防败毒散稍愈，尚可畏，更用夺命丹一服而愈（此凭脉症而治）。

一妇六十，右耳下天容穴间一疔，其头黑靥，四边泡起，黄水时流，浑身麻木，发热谵语，时时昏沉，六脉浮洪。用乌金散汗之，就用铍针刺，疮心不痛，周遭再刺十余下，紫黑血出，方知疼痛，即将寸金锭子纴入疮内，外用提疔锭子放疮上，膏日贴护。次日汗后，精神微爽，却用破棺丹下之，病即定。其疔溃动后，用守效散贴涂，红玉锭子纴之，八日疔出。兹所谓审脉症汗下之间，外治次第如此殊胜。不察脉症，但见发热谵语，便投下药，或兼香窜之药，遂致误人远矣。

世人多云，是疮不是疮，且服五香、连翘汤。然或中或否，致误者多。盖不审形气虚实，疮毒浅深，发表攻里，所因不同故也。此既善于驱逐，又以五般香窜佐之，与漏芦汤相间，大黄为佐。大黄入阳明、太阳，性走不守，泄诸实热，以其峻捷，故号将军。虽各有参、芪、漏芦、甘草之补药，宁免驱逐之祸乎？

一人胸患遍身麻木，脉数而实，急针出恶血，更明灸数壮始痛，服防风通圣散得利而愈（此凭脉症而治）。

一夫人面生疔，肿燉痛甚，数日不溃，脉症俱实，治以荆防败毒散加芩、连稍愈。彼以为缓，乃服托里散一剂，势盛痛极，始悟。再用凉膈散（二十六）二剂，痛减肿溃，又与连翘消毒散（二十六）十余剂而愈（此凭脉症也）。

一人唇生疔疮已五日，肿硬脉数，烦躁喜冷。此胃经积热所致。先以凉膈散（二十六）一服，热去五六，更与夺命丹二粒，肿退二三，再以荆防败毒散四剂而愈（按：此先攻里，因其脉症而施；后发表，不言脉症，当时必有所见）。

一人患之，发热烦躁，脉实，以清凉饮下之而愈（此凭脉症而治）。

一郑氏举家生疗，多在四肢，皆食死牛肉所致。刺去恶血，更服紫金锭[1]（一百二十二）悉愈。

一人唇下生疗，脉症俱实，法宜下之，反用托里，故口鼻流脓而死。是谓实实之祸也。

一老妇足大指患疗甚痛，令灸之，彼不从，专服败毒药，致真气虚而邪气愈实，竟不救。

盖败毒药须能表散疮毒，然而感有表里，所发有轻重，体段有上下，所禀有虚实，岂可一概而用之耶？且至阴之下，药力难到，专假药力则缓不及事，不若灸之为速。故下部患疮，皆宜隔蒜灸之。不痛者宜明灸之，及针疗四畔去恶血，以夺命丹一粒入疮头孔内，仍以膏药贴之。若患在手足红丝攻心腹者，就于系尽处刺去恶血，宜服荆防败毒散。若系近心腹者，宜挑破疮头去恶水，亦以膏药贴之。如麻木者服夺命丹，如牙关紧急，或喉内患者，并宜嚼一二丸。

疗疮　丹溪用磁石为末，苦酒和封之，根即出。

又方　巴豆十粒，半夏一大颗，附子半个，蜈蚣一枚。

各为末，用麝香和，看疮大小，以纸绳子围疮口，以药泥上，用帛贴付，时换新药，以差为度。活人甚多。

痔漏一百一十 附便血脱肛

大便秘涩或作痛者，滋燥除湿。

---

〔1〕　锭：原本、文渊本作"丹"，据后"附方"改。

下坠肿痛或作痒者，祛风胜湿。

肛门下坠或作痛，泻火导湿。

肿痛小便秘涩者，清肝导湿。

一人患痔，大便燥结，焮痛作渴，脉数，按之则实，以秦艽、苍术汤一剂少愈，更以四物加芩、连、槐花、枳壳四剂而愈。

一人素不慎酒色，患痔焮痛，肛门坠痛，兼下血，大便干燥，脉洪，按之则涩，以当归、郁李仁汤加桃仁，四剂少愈，更以四物加红花、桃仁、条芩、槐花，数剂而愈。

大抵醉饱入房则经脉横解，则精气脱泄。脉络一虚，酒食之毒乘虚流注，或淫极强固，精气遂传大肠，以致木乘火势而毁金，或食厚味过多，必成斯疾。

夫受病者燥湿也，为病者湿热也。宜以泻火和血润燥疏风之剂治之。若破而不愈，即成漏矣。有串臀者，有串阴者，有串阳者，有秽从疮口出者，形虽不同，治法颇似。其肠头肿成块者湿热也，作痛者风也，大便燥结者火也，溃而为脓者热盛血也。当各推其所因而治之。

一人患痔成漏，登厕则痛，以秦艽防风汤加条芩、枳壳，四剂而愈，以四物加升麻、芩、连、荆、防，不复作。

一人患痔漏，登厕则肛门下脱作痛，良久方收，以秦艽防风汤数剂少愈，乃去大黄加黄芩、川芎、芍药而痛止，更以补中益气汤二十余剂，后再不脱。

一妇患痔漏，焮痛甚，以四物加芩、连、红花、桃仁、牡丹皮，四剂少止，又数剂而愈。

一人便血，春间尤甚，兼腹痛，以和血除湿汤而愈。

一人素有湿热，便血，治以槐花散而愈。

一人粪后下血，诸药久而不愈，甚危。诊之乃湿热，用黄连丸二服顿止，数服而痊。

一妇素患痔漏而安，因热则下血数滴，以四物加黄连治之而愈。后因大劳，疮肿痛，经水不止，脉洪大，按之无力。此劳伤血气火动而然也。用八珍加黄芩、连、蒲二剂而止，后去蒲黄、芩、连，加地骨皮数剂而安。

丹溪曰：妇人崩中者，由脏腑伤损，冲任二脉血气俱虚故也。二脉为经脉之海。血气之行，外循经络，内营脏腑。若气血调适，经下依时。若劳动过极，脏腑俱伤，冲任之气虚，不能约制其经血，故忽然而下，谓之崩中暴下。治宜大补气血之药，举养脾胃，微加镇坠心火之药治其心。补阴泻阳，经自止矣。

一人因饮法酒，肛门肿痛，便秘脉实，用黄连内疏汤而愈。

一人便血，过劳益甚，饮食无味，以六君子加黄芪、地黄、地榆而愈。

一人粪后下血久不愈，中气不足，以补中益气汤数剂，更以黄连丸数服，血止，又服前汤月余，不再作。

一人脏毒下血，服凉血败毒药，不惟血不止，且饮食少思，肢体愈倦，脉数，按之则涩，先以补中益气汤数剂，少止，更以六君子加升麻、炮姜，四剂而止，乃去炮姜加芎归，月余脾胃亦愈。常治积热，或风热下血者，先以败毒散散之；胃寒者，气弱者，用四君子或参苓白术散补之，并效。

一人脏毒下血，脾气素弱，用六君子加芎、归、枳壳、地榆、槐花而愈。后因谋事，血复下，诸药不应，予意思虑伤脾所致，投归脾汤四剂而痊。

大抵此症所致之由不一，当究其因而治之。丹溪云：芎归汤，调血之上品，热加茯苓、槐花，冷加茯苓、木香。此自根自本而论也。盖精气生于谷气。惟大肠下血，以胃气收功，或四君子，或参苓白术散，或枳壳散，小乌沉汤以和之。胃气一回，血自循经络矣。

肠风者，邪气外入，随感随见。脏毒者，蕴积毒，久而始见。人惟坐卧风湿、醉饱、房劳、生冷、停寒、酒面、积热，以致荣血失道，渗入大肠，此肠风脏毒之所作也。挟热下血，清而色鲜，腹中有痛；挟冷下血，浊而色黯，腹内略痛。清则为肠风，浊则脏毒。有先便而后血者，其来也远；有先血而后便者，其来也近。世俗粪前粪后之说，非也。治法先当解散肠胃之邪。热则败毒散，冷则不换金正气散加芎归，后随其症冷热治之。

河间云：起居不节，用力过度，则络脉伤。阳络伤则血外溢而衄血，阴络伤则血内溢而便血。肠胃之络伤则血溢肠外。有寒汁沫与血相转，则并合凝聚不得散而成积矣。经云：肠澼下脓血，脉弦绝者死，滑大者生；血溢身热者死，身凉者生。诸方皆谓风热侵于大肠而然，若饮食有节，起居有时，肠胃不虚，邪气何从而入？

一人痔漏，每登厕脱肛，良久方上，脉细而微，用补中益气汤（十六）三十余剂，遂不再作。

丹溪曰：脱肛属气热气虚，血虚血热。气虚者补气，参、芪、芎、归、升麻，血虚者四物汤（九），血热者凉血四物汤加黄柏。肺与大肠为表里，故肺脏蕴热则肛闭结，肺脏虚寒则肛脱出。有妇人产育用力，及小儿久痢，亦致此证，治宜温肺腑肠胃，久自然收矣。

安曹五方[1]为高宗取痔得效，官封至监察使。

人痔者，贫富男女皆有之。富者酒色财气，贫者担轻负重，饥露早行，皆心肝二血。喜则伤心，怒则伤肝，喜怒无常，风血侵于大肠，致谷道无出路，结积成块。出血生乳，各有形用。妇

---

〔1〕 安曹五方：此至"官封至监察使"原本在下文"夫论之贵敛……此气血虚也"之后，"丹溪四……贴以补药膏是也"之前的2页文字之中。今据其后条文内容移补于此。详见下文有关校记。

人因经后伤冷，月事伤风，余血在心经，血流于大肠。小儿痢后，或母腹中受热也。治方于后。

水登膏[1]治痔护肉

郁金　白及各一两　一方加黄连

上二味为细末。如内痔，候登厕翻出在外，用温汤洗净，侧卧于床，用温水调令得中，篦涂谷道四边好肉上，以纸盖药，留痔在外，良久方用枯药搽痔上，时时笔蘸温水润之，不令药干，亦勿使四散。

好白矾四两　生信石二钱五分　朱砂一钱，生研极细

上各研细末，先用砒入磁泥罐，次用白矾末盖之，煅令烟断。其砒尽随烟去，止借砒气于矾中耳。用矾为极细末，看痔大小，取矾末在掌中，更以朱砂少许，以唾调稀，篦挑涂痔上周遍，一日三五上，候痔颜色焦黑为效，至夜有黄水出尽为妙。至中夜上药一遍，来日依然上药三次，有小痛不妨。换药时以碗盛新水或温汤，在痔边用笔轻洗去痔上旧药，再上新药，仍用护肉膏，次用荆芥汤浇之。三两日后黄水出将尽，却于药中增朱砂减白矾，则药力缓矣。三两日方可增减，渐渐取之，庶不惊人，全在用药人看痔头转色，增减厚薄敷之。此药只借砒气，又有朱砂解之。有将此二方在京治人多效，一富商因以百金求之，示予传人，无不言效。枯药已刊于《青囊杂纂》，但如神。《千金方》未见刊传。恐血气虚或内邪者，还当兼治其内，庶不有失。

人痔漏，口干，胃脉弱，此中气不足，津液短少，不能上润而然，治以黄芪六一汤（三十），七味白术散（三十一）。

----

〔1〕　水登膏：此下至"庶不有失"文字原本在下文"夫疮之贵敛……此气血虚也"之后，"丹溪曰……贴以补药膏是也"之前的2页文字之中。今据其前后条文内容移补至此。详见下文有关校记。

或曰：诸痛疮疡，皆属心火，宜服苦寒以泄火，因致大便不禁而殁。

夫诸痛疮疡皆属心火，言其常也，始热终寒，则反常矣。可泥此而不察乎？

一妇粪后下血，面色痿黄，耳鸣嗜卧，饮食不甘，服凉血药愈甚，右关脉浮而弱，以加味四君子汤，加升麻、柴胡数剂，脾气已醒，兼黄连丸数剂而愈。

大凡下血服凉血药不应，必因中气虚不能摄血，非补中益阳之药不能愈，切忌寒凉之剂。亦有伤湿热之食成肠澼而下脓血者，宜苦寒之剂以内疏之。脉弦绝涩者难治，滑大柔和者易治。

一人年五十，每至秋，脉沉涩而粪后下红，饮食少进，倦怠无力，面色痿黄。夫病每至秋而作者，盖天令至此，肃气乃行，阳气下降，人身之阳气衰，不能升举，故阴血亦顺天时而下陷矣。盖脾具坤静之德，而有乾健之运，故能使心肺之阳降，肝肾之阴升，自然天地和而万物育，则无以上之症矣。其原盖因饱食，筋脉横解，则脾气倦甚，不能运化精微，故食积下流于大肠之间，而阴血亦下陷矣。或欲用凉血清热之剂，予曰：不惟胃气重伤，兼又愈助降下之令。理宜用升阳益胃之剂，则阴血自循经隧矣。数十剂后不复作。

一人痔疮肿痛，便血尤甚，脉洪且涩。经曰：因而饱食，筋脉横解，肠澼为痔。盖风气通肝，肝生风，风生热，风客则淫气伤精而成斯疾。与黄芪、黄连、当归、生节、防风、枳壳、白芷、柴胡、槐花、地榆、甘草渐愈，次以黄连丸（九十四）而瘥。又有便血数年，百药不应，面色痿黄，眼花头晕，亦用黄连丸而愈。

一人患痔，脉浮鼓，午后发热作痛，以八珍汤加黄芪、柴胡、地骨皮稍可。彼欲速效，以劫药蚀之，痛甚，绝食而殁。

夫疮之贵敛，气血使然也。脉浮鼓，日晡痛，此气血虚也[1]。丹溪曰：疮口不合，补以大剂参、芪、归、术，灸以附子饼，贴以补药膏是也。

一人年逾四十，有痔漏，大便不实。服五苓散，愈加泄泻，饮食少思。予谓非湿毒，乃肠胃虚也，宜理中汤。彼不为然，仍服五苓散，愈盛。复请治，以理中汤及二神丸，月余而愈（此因治而知中虚）。

一人因痔疮怯弱，以补中益气汤（十六），少加芩、连、枳壳稍愈。后因怒加甚，时仲冬，脉得洪大。予谓脉不应时，乃肾水不足，火来乘之，药不能治，果殁。火旺之月，常见患痔者肾脉不足，俱难治。

一人有痔，肛门脱出。此湿热下注，真气不能外举，其脉果虚，以四君子加芎、归、黄芪、苍术、黄柏、升麻、柴胡治之，更以五味子煎汤熏洗。彼以为缓，乃用砒霜等毒药蚀之而殁。夫劫药特治其末耳，能伐真元，鲜不害人，戒之！

一人因痔，气血愈虚，饮食不甘，小便不禁，夜或遗精。此气虚兼湿热，非疮也。用补中益气汤（十六）加山药、山茱萸、五味子，兼还少丹（九十六）治之而愈。

一人痔漏，脓出大便，诸药不应，其脉颇实，令用猪腰一个切开，用黑牛末五分线扎，用荷叶包煨熟，空心细嚼，温盐酒送下，数服顿退，更服托里药而愈。

---

〔1〕 此气血虚也：此后及下文"丹溪曰"之前，原本有2页条文。其中，部分文字分别与前文"人痔者，贫富男女皆有之"下至"滑大柔和者易治"以及"一人痔疮肿痛"下至"日晡痛，此气血虚也"等文字完全相同，当为衍文，今删；"安曹五方……官封至监察使"条文在"人痔者……治于后"条文之前，今据此将其移至前面相同条文之前；"水登膏"下至"庶不有失"等文字在"人痔者……治于后"条文之后，"一人痔漏……因致大便不禁而殁"条文之前，今据此移至前面相同条文之间。

鬓疽一百一十一

㶸痛或发热者，祛风清热。

㶸痛发寒热或拘急者，发散表邪。

作脓㶸痛者，托里消毒。

脓已成作痛者，针之。

不敛或脓清者，宜峻补。

不作脓或脓成不溃者，并用托里。

一人患此，㶸痛作肿，发热，以小柴胡汤加连翘、金银花、桔梗，四剂而消（此因症也）。

一人因怒后鬓际肿痛，发热，以小柴胡汤加连翘、金银花、天花粉，四剂，根畔俱消，惟疮头作痛，以仙方活命饮二剂，痛止脓熟，针之，更以托里消毒药而愈（此因情也）。

一老肿痛发热，脓清作渴，脉软而涩。此气血俱虚也，欲补之。彼见作渴发热，乃服降火之剂，果作呕，少食。复求治，投六君子汤四剂，呕止食进，仍用补药，月余而愈（此因症与脉也）。夫患者脏腑气血上下虚实（详见溃疡作痛第十三条）。况阴证似阳，阳证似阴（治论见《外科心法》）岂可以发热作渴而遂用寒凉之剂？常治患者正气虚，邪气实，以托里为主，消毒佐之。正气实，邪气虚，以攻毒为主，托里佐之。正气虚，邪气实，而专用攻毒则先损胃气，宜先服仙方活命饮、托里消毒散，或用灸法，俟邪气退，正气复，更酌量治之。

大抵正气夺则虚，邪气盛则实。盖邪正不并立，一胜则一负，其虚不待损而自虚矣。若发背、脑疽、疔毒，及患在四肢，必用灸法，拔引郁毒以行瘀滞，尤不可专于攻毒。诊其脉而辨之，庶不有误。

一官肩患毒，发热恶寒，大渴烦躁，症似有余，脉虽大而无力，却属不足，用当归补血汤治之（此凭脉也）。

一人脓熟不溃，胀痛，针之而止，更以托里消毒散而愈。凡脓熟不溃，血气虚也，若不托里，必致难差。

一人作脓焮痛，发呕，少食，以仙方活命饮一剂而止，以六君子加当归、桔梗、皂角刺溃而愈（此凭症也）。

一人脓清不敛，以托里散加五味、麦门而愈（此凭症也）。

一人嗜酒与煎爆，年五十余，夏初，左丝竹空穴忽努出一角，长短大小如鸡距而稍坚。予曰：此少阳所过，气多血少，未易治也，须断肉味，先解其食毒，针灸以开泄其壅滞。彼不听，以大黄、朴硝、脑子等冷药盦之，一夕豁开如酱蚶，径三寸，二日后蚶中溅血高数寸而死。因冷外逼，气郁不得发，宜其发之。暴也如此（此凭症也）。

一人肿痛寒热拘急，脉浮数，以荆防败毒散二剂，表证悉退，更以托里消毒散溃之而安（此因症也）。

一人焮肿痛甚，发寒热，服十宣散愈炽，诊之脉数而实。此表里俱有邪也，以荆防败毒散加芩、连、大黄二剂少愈，更以荆防败毒散四剂而消。

俞黄门年逾三十，冬患鬓毒，肿焮烦躁，便秘脉实。此胆经风热壅上也。马氏曰：疮疡热实不利者，大黄汤下之。一剂便通疮退，更以荆防败毒散（七）二剂，十宣散去桂加天花粉、金银花数剂而愈（此凭症脉也）。

一人头面焮肿作痛，时仲冬，脉弦紧，以托里温经汤汗之而消。

赵宜人年逾七十，鬓疽已溃，焮肿痛甚，喜冷，脉实便秘。东垣云：烦躁饮冷，身热脉大，精神昏闷者，藏府实也，以清凉饮（十二），肿痛悉退，更以托里药三十余剂而平（此凭脉症也）。

机按：前疽虽出少阳血少之分，然症与脉皆属于实，故年壮者用泻剂之重，老年者用泻剂之轻。若拘以年老，或守其经禁而投补剂，实实之祸难免矣。

胁疽一百一十二

一人年逾五十，腋下患毒，疮口不合，右关脉数而渴。此胃火也，用竹叶黄芪汤（二十九）而止，再用补气药而愈。尝治午后发渴或发热，用地骨皮散，效。

一人性急，味厚，常服燥热之药，左胁一点痛，轻诊弦重芤，知其痛处有脓，与四物加桔梗、香附、生姜煎十余贴，痛处微肿如指大，针之，少时屈身脓出，与四物调理而安（此因症因脉而处治）。

一夫人左胁内作痛，牵引胸前。此肝气不和，尚未成疮，用小柴胡（五）加青皮、枳壳四剂少可，加芎、归治之而愈。

一人连年病疟，后生子，三月病热，右胁下阳明少阳之分生一疖甫平，左胁下相对又一疖，脓血淋漓，几死，医以四物汤、败毒散数倍人参，以香附为佐，犀角为使，大料饮乳母两月而愈。逾三月忽腹胀，生赤疹如霞片，取剪刀草汁调原蚕沙敷，随消。又半月移胀入囊为肿，黄莹裂开，两丸显露水出，以紫苏叶盛麸炭末托之，旬余而合。此胎毒证也。

一妇因忿郁，腋下结一核二十余年，因怒加肿痛，完谷不化，饮食少思。此肠胃虚也，以六君子（二）加砂仁、肉桂、干姜、肉豆蔻，泄虽止而脓清，疮口不合，用十全大补汤（十三）月余而愈（此凭症也）。

机按：前项二条胁疮，一因其性多躁急，故用四物汤阴柔之剂以安静之；一因其肝气不平，故用小柴胡疏理之剂以和解之。此又因其性情为治，不特专于攻毒也。

张通北人年逾四十，夏月腋下患毒，溃后不敛，脓出清稀，皮寒脉弱，肠鸣切痛，大便溏泄，食下即呕。此寒变而内陷也，宜大辛温之剂。遂以托里温中汤（一）二贴，诸症悉退，更以六君子（二）加炮干姜、肉桂数剂，再以十全大补汤而愈（此凭症也）。

一人胁肿一块，日久不溃，按之微痛，脉微而涩。此形症俱虚也。经曰：形气不足，病气不足，当补不当泻。宜用人参养荣汤。彼不信，乃服流气饮，虚证悉至，方服前汤月余少愈；但肿尚硬，以艾叶炒热熨患处；至十余日脓成，以火针刺之，更灸豆豉饼（四十三），又服十全大补汤（十三）百贴而愈（此凭脉症也）。

盖流气饮通行十二经，诸经皆为所损，况胆经之血本少，又从而损之，宁不伤生？东垣曰：凡一经受病，止当求责其一经，不可干扰余经。苟泛投克伐之剂，则诸经被戕，宁无危乎？

一人年三十，素饥寒，患右胁肿如覆瓢，转侧作水声，脉数。经曰：阴虚阳气凑袭，寒化为热，热甚则肉腐为脓。即此症也。及按其肿处即起，是脓成，遂浓煎黄芪六一汤，令先饮二钟，然后针之，脓出数碗，虚证并至，遂用大补三月余而愈（此凭脉症也）。

大抵脓血大泄，血气俱虚，当峻补之，虽有他病，皆宜缓治。盖元气一复，诸病自退。老弱之人，不问肿溃，尤当补也。

一人因劳发热，胁下肿痛，脉虽大，按之无力。此气血虚，腠理不密，邪气袭于肉理而然也。当补之，以接虚怯之气，以补中益气汤加羌活四剂少可，去羌活又百余剂而愈（此凭脉也）。

一人面白神劳，胁下生一红肿如桃，教用补剂不信，乃用流气饮、十宣散，血气俱愈而死。

一人年逾二十，腋下患毒，十余日肿硬不溃，脉弱时呕。予谓肿硬不溃，阳气虚；呕吐少食，胃气弱；宜六君子汤加砂仁、藿香。彼谓肿疡时呕，毒气攻心；溃疡时呕，阴虚宜补。予曰：

此丹溪大概言也。若肿赤痛甚，烦躁脉实，而呕为有余，当作毒气攻心而下之，以疮属心火故也；肿硬不溃，脉弱时呕，为不足，当补之；亦有痛伤胃气，或感寒邪秽气而呕者，虽肿疡尤当助胃壮气。盖肿疡毒气内侵作呕，十有一二；溃疡湿气内伤作呕，十有八九。彼不信，饮攻伐药愈甚。复请诊，脉微弱而发热。予谓热而脉静，及脱血脉实，汗后脉躁，皆难治，果殁（此凭脉症也）。

胸疡一百一十三

一夫人性刚多怒，胸前作痛，肉色不变，脉数恶寒。经曰：洪数脉，应发热，反恶寒，疮疽也。今脉洪数则脓已成，但体丰厚，故色不变，似乎无脓。以痛极始肯针，入数寸，脓数碗，以清肝消毒药治之而愈。设泥其色而不用针，无可救之理（此凭症脉也）。

一人年逾四十，胸患疮成漏，日出脓碗许，喜饮，食如常，用十全大补汤（十三）加远志、贝母、白蔹、续断，灸以附子饼，脓渐少，调护岁余而愈（此凭症也）。

一少妇胸膺间溃一窍，脓血与口中所咳相应而出，以参、芪、当归加退热排脓等药而愈。一说此因肺痿所致。

一人胸肿一块，半载不消，令灸百壮方溃，服大补药不敛，灸附子饼而愈（此凭症也）。

一百户胸患毒，肿高焮赤，发热脉数，大小便涩，饮食如常。齐氏曰：肿起色赤，寒热疼痛，皮肤壮热，头目昏重，气血实也。又曰：大小便涩，饮食如故，肠满膨胀，胸隔痞闷，肢节疼痛，身热脉大，精神昏塞，藏府实也。进黄连内疏汤（三）二剂，诸症悉退，更以荆防败毒散，加黄芩、山栀四剂少愈；再以四物加芩、连、白芷、桔梗、甘草、金银花数剂而消（此凭脉症也）。

机按：此项治法，虽因脉症皆实而用泄法，然泄法又有前后次序，先攻里，后发表，最后又用和解。前贤治病，不肯孟浪如此，学者可不以此为法哉。

脑疽一百一十四

肿痛未作脓者，宜除湿消毒，黄连消毒饮之类。

大痛或不痛，或麻木者，毒甚也，隔蒜灸之，更用解毒药。

肿痛便秘者，邪在内也，泄之。

不甚痛，或不作脓者，虚也，托里为主。

脓成胀痛者，针之，更以托里。

不作脓，或不溃者，托里药为主。

脓溃或不敛，或多者，大补气血。

烦躁饮冷，脉实而痛，宜泻火。

一人素不慎起居饮食，焮赤肿痛，尺脉洪数，以黄连消毒散一剂，湿热顿除；惟肿硬作痛，以仙方活命饮二剂，肿痛悉退；但疮头不消，投十宣去桂，加金银花、藁本、白术、茯苓、陈皮，以托里排脓。彼欲全消，自制黄连解毒散二服，反肿硬不作脓，始悟。仍用十宣散加白术、茯苓、陈皮、半夏，肿少退；仍去桂，又四剂而脓成，肿势亦退；继以八珍汤加黄芪、五味子、麦门，月余脓溃而愈（此凭脉症也）。

夫苦寒之药虽治阳证，尤当分表里虚实次第时宜，岂可始末悉用之。然焮肿赤痛，尺脉数，按之则濡，乃膀胱经湿热壅盛也，故用黄连消毒散以解毒除湿。顾肿硬作痛，乃气血凝滞不行而作也，遂用仙方活命饮以散结消毒破血也。其疮头不消，盖内热毒熏蒸，气血凝滞而然也，宜用甘温之剂补益阳气，托里以腐溃之。况此证原属督脉经因虚火盛而出，若不审其因，专用苦寒之药，胃气以伤，何以腐化收敛，几何不致于败耶？凡疮易消散，易腐溃，易收敛，皆气血壮盛故也。

一人耳后漫肿作痛，肉色不变，脉微数，以小柴胡汤加芎、归、桔梗四剂，肿少起；更以托里消毒散数剂，脉活数。此脓已成，宜针，彼畏不从，因痛极始针，出脓碗许，以托里药两月余始安（此凭脉症也）。

一人脑疽，肿痛脉数，以黄连消毒散二剂少退，与仙方活命饮二剂而止，再以当归、川芎、芍药、金银花、黄柏、知母而溃，又以托里药而愈（此凭脉症也）。

一人头项俱痛，虽大溃，肿痛益甚，兼作泻，烦躁不睡，饮食少思，其势可畏，诊其脉，毒尚在，与仙方活命饮二剂，肿痛退半；与二神丸及六君子汤，加五味、麦门、酸枣仁四剂，诸症少退，食颇进，睡少得；及与参苓白术散数服，饮食颇进；又与十全大补汤加金银花、白芷、桔梗，月余瘥。

一老患此，色赤肿痛，脉数有力，与黄连消毒散二剂少退，更与清心莲子饮，四剂而消（此凭脉症也）。

一人肿硬不作脓，惟疮头出水，疼甚，以仙方活命饮二剂，痛止而脓成，针之，更以托里药而愈。

一妇脑左肿痛，左鼻出脓，年余不愈，时或掉眩如坐舟车。许叔微曰：肝虚风邪袭之然也。以川芎一两，当归三钱，羌活、旋覆花、细辛、防风、蔓荆子、石膏、藁本、荆芥穗、半夏曲、干地黄、甘草各半两，每服一两，姜水煎服，一料而愈。

机按：此条认作肝虚风邪袭之，而治以去风清热养血祛痰之剂，因其掉眩，痛偏于左也。经曰：诸风掉眩，皆属肝木。又病偏左，乃肝胆所主。又曰：风从上受之。又曰：无痰不成眩运。又曰：肝藏血。又曰：风乃阳邪。故方以风热痰血为主治者，理也。

一人脑疽已十余日，面目肿闭，头焮如斗，脉洪数，烦躁饮

冷。此膀胱湿热所致，用黄连消毒饮（一百二十一）二剂，次
饮槐花酒二碗，顿退。以指按下，肿则复起，此脓已成，于颈额
肩颊各刺一孔，脓并涌出，口目始开，更以托里药加金银花、连
翘三十余贴而愈（此凭脉症也）。

一儿头患白疮，皮光且急，诸药不应，名曰脑疳疮，乃胎毒
挟风热而成。服龙胆丸（一百一十五）及吹芦荟末鼻内，兼搽
解毒散而愈。若重者，发结如穗，脑热如火，遍身出汗，腮肿胸
高，尤宜此药。

机按：龙胆丸、芦荟末，皆凉肝胆杀虫之剂。盖肝胆主风，
又风木自甚则生虫，故治疳多此药也。

一人素饮酒，九月患脑之下、项之上出小疮，后数日脑项麻
木，肿势外焮。疡医处五香连翘，且云不可速疗，俟脓出用药，
或砭刺，三月可平，四月如故。予曰：凡疮见脓，九死一生，果
如医言，则束手待毙矣。且膏粱之变，不当投五香，当先火攻，
然后用药。以大艾炷如两核许者，灸至百壮乃痛，次为处方。足
太阳膀胱经其病逆，当反治。脉得弦紧，按之洪大而数有力，必
当伏其所主，而先其所因，其始则同，其终则异。以时言之，可
收不可汗，经与病禁下，法当结者散之，咸以软之。然寒受邪而
又禁咸，遂以诸苦寒为君，甘寒为佐，酒热为因，用大辛以解结
为臣。三辛三甘，益元气而和血脉，淡渗以导酒湿，扶持秋令，
益气泻火，以入本经药通经为引用。故以羌活、独活、防风、藁
本、连翘以解结，黄连、芩、柏、知母酒制以泻火，生甘草泄肾
火，补下焦元气，参、芪、橘皮以补胃。但参、芪、甘草配诸苦
寒药三之一，多则滋营气补土湿邪也。苏木、归尾去恶血，生地
黄补血，酒防己除膀胱留热，泽泻助秋去酒湿热。凡此诸药，必
得桔梗为舟楫，乃不下沉。服之投床大鼾，日出乃寤，以手扪
疮，肿减七八，至疮痂敛，都十四日而已。

机按：脉之紧弦主疮痛，按之洪数主内热。大阳寒水而受阳

热，故曰其病逆寒水之经，而用寒凉之药，故曰反治，此因脉因经因其所嗜而制此方也。

一人患脑疽，势剧脉实，用黄连消毒散不应；以金银藤二两，水二钟，煎一钟，入酒半碗，服之势去三四，再服渐退；又加黄柏、知母、瓜蒌、当归、甘草节，数剂而溃止；加黄芪、川芎、白芷、桔梗数剂而愈（机按：此条凭脉而治也）。

一人脑疽，其头数多，痛不可忍，服消毒药不应，更以金银花服之，即鼾睡，觉而势去六七，再四剂而消。

一人所患尤甚，亦令服之，肿痛顿退，但不能平，加黄芪、当归、瓜蒌仁、白芷、桔梗、甘草节数剂而愈。

前条因治不应而变法，后条因症而处治。

一人脓将成，微痛兼渴，尺脉大而无力。此阴虚火动之症。彼谓心经热毒，自服清凉降火药，愈炽。复求治，乃以四物汤加黄柏、知母、五味、麦门、黄芪，及加减八味丸，渴止疮溃，更以托里药兼前丸而愈（此凭脉也）。

一妇脓成不溃，胀痛欲呕，饮食少思，急针之，与托里药而愈（此凭症也）。

一妇脑疽不甚痛，作脓，以托里消毒，脓成针之，补以托里药亦愈（此凭症也）。

一老人脓清兼作渴，脉软而涩。予以为气血俱虚，用八珍汤加黄芪、五味。彼不信，乃服降火之剂，果反作呕少食，始信。服香砂六君子汤四剂，呕止食进，仍投前汤，月余而愈（此凭脉症也）。

一人未溃兼作渴，尺脉大而无力，以四物汤加黄柏、知母、黄芪、麦门四剂而渴减，又与加减八味丸，渴止疮溃，更用托里药兼前丸而愈（此凭症也）。

一夫人年逾八十，脑疽已溃，发背，继生头如粟许，脉大无力。此膀胱经湿热所致。脉无力，血气衰，进托里药消毒数服，稍可，更加参芪，虽起而渴。此血气虚甚，以参、芪各一两，归、芁各五钱，麦门、五味各一钱，数服渴止不溃；加肉桂十余剂，脓成针之，瘀肉渐腐，徐徐取去；而脓清不敛，投十全大补汤（十三）加白蔹、贝母、远志三十余剂，脓稠而愈。设不峻补，不去腐肉，以渴为火，投以凉药，宁免死哉？疮疽之证，虽属心火，当分表里虚实。果元气充实，内有实火，寒剂或可责效；若寒凉过度，使胃寒脾弱，阳证变阴，或结而不溃，或溃而不敛，阴阳乖戾，水火交争，死无日矣（机按：此凭形凭脉凭症而治之也）。

一人肿痛，脉数，以荆防败毒散二剂而痛止，更以托里消毒药而消（此凭脉也）。

一人焮肿，疼痛发热，饮冷，脉洪数，与凉膈散二剂而止，以金银花四剂而溃，而以托里药而愈（此凭症脉也）。

一老妇禀实，溃而痛不止，脉实便秘，以清凉二剂而止，更以托里消毒药而愈（此凭脉也）。

一妇年逾七十，冬至后脑出疽如瓯面大，疡医诊视，候熟以针出脓。因怒笞婢，疽辄凹陷一韭叶许，面色青黄不泽，四肢逆冷，汗出身清，时呕吐，脉极沉细而迟。盖缘衰老之年，严寒之时，病中苦楚，饮食淡薄，肥脓之气已涤，瘦悴之形独存，加之暴怒，精神愈损，故有此寒变也。病与时同速，制五香汤一剂，加丁香、附子各五钱，剂尽疽复大发，随症调理而愈。

经曰：治病必察其下，谓察时下之宜。诸痛疮疡皆属心火，言其常也。如疮盛形羸，邪高痛下，始热终寒，此反常也。固当察时下之宜而权治之，不可执一。

机按：此条年老冬寒，理宜温补，兹用五香汤加丁附以辛散，何也？盖因其怒气郁结，阻碍阳气，不得营运，致疽凹陷，且脉极沉细而迟，其为气郁可知矣。故用五香以开结，丁、附以助阳，则郁散阳复，疽乃大发。此亦因其性因其脉而为治也。

一人脑疽作渴，脉虽洪，按之无力，予咬咀加减八味丸与之。彼不信，自用滋阴等药，七恶并至而殁。《精要》曰：患疽虽云有热，皆因虚而得之。愈后作渴，或先渴后疽，非加减八味丸不能治。

一妇年将七十，形实性急，好酒，脑疽才五日，脉紧急又涩，急用大黄酒煨细切，酒拌炒，为末，又酒拌人参炒，入姜煎，调一钱服，过两时再与，得卧而上半身汗，睡觉病已失。此亦内托之意。

机按：此治因性急，因好酒，兼因其脉而制此方。脉紧急且涩，由其性急嗜酒，以伤其血而然。故用大黄以泻酒热，人参以养气血也。

一人便血数年，舌下筋紫，午后唇下赤，胃肺脉洪。予谓大肠脉散舌下，大肠有热，故舌下筋紫而又便血；胃脉环承浆，唇下即承浆，午后因火旺，故承浆发赤。盖胃为本，肺为标，乃为标本有热也。用防风通圣散（六）为丸治之而愈。后每睡觉，惊跳而起，不自知其故，如是者年余，脑发一毒，焮痛，左尺脉数。此膀胱经热而然。服黄连消毒散数剂少愈，次服金银花、瓜蒌、甘草节、当归，月余而平。

机按：便血之后，睡觉惊跳者，由失血阴虚，心失所养而然。阴虚阳必亢，头为诸阳之首，故亢阳上从于阳，疽发于脑。此条治法，因经因脉而制方也。

杜清碧病脑疽，疗之不愈。丹溪往视之，曰：何不服防风通圣散（四十六）曰：已服数剂。丹溪曰：合以酒制之。清碧乃自悟，以为不及（此因症也）。

一举人年逾四十，患脑疽肿焮，其脉沉静。此阳症阴脉，断不起，果殁。

外科理例卷之五

新安祁门朴墅汪机省之编辑
同邑石墅门生陈桶惟宜校正

臂疽一百一十五

一人年将六十，五月患右臂膊肿盛，上至肩，下至手指，色变，皮肤凉，六脉沉细而微。此脉症俱寒，乃附骨痈也。开发已迟，以燔针启之，脓清稀解，次日肘下再开之，加吃逆不绝，与丁香柿蒂散两服稍缓，次日吃逆尤甚，自利，脐腹冷痛，腹满食减，时发昏愦，灸左乳下黑尽处二七壮，又处托里温中汤一两半与服。或曰：诸痛疮疡皆属心火，又时当盛暑而用姜、附可乎？予曰：经云脉细皮寒，泻利前后，饮食不入，是为五虚；况吃逆，胃中虚寒。此证内外相反，须当舍时从症，遂投之，诸症悉去，饮食倍进，疮势温，脓色正，复用五香汤数服，月余而愈。

机按：此证多属虚寒，此方专用辛热以治其寒。不用参、术以补其虚，盖因吃逆腹满，乃气郁壅也。想必其人年虽老，脉症虽虚，而形体颇实，非阴虚吃逆比。

一挥使臂肿一块，不痛不赤，脉弱，懒食，时呕，以六君子（二）加藿香、酒炒芍药，呕止食进，再以八珍汤（十四）二十余剂，脓成刺之，又以十全大补而愈。次年伤寒，后臂复肿，微痛，乃伤寒余毒也，然无表证，俱虚弱耳，先用十宣散四剂，取参、芪、芎、归扶助元气，防风、桔梗、白芷、厚朴行散肿结，肉桂引经破血，肿退三四，再用八珍汤，肿溃而愈。至冬臂复作痛，因服祛风药，反筋挛痛甚。此血虚不能养筋，筋虚不能束骨，用加味十全大补汤（十三）百贴而愈。

一女臂患肿，溃久不敛，寒热交作，五心烦热，饮食少思，月水不通，以逍遥散月余少可，更服八珍汤（十四）加牡丹皮、香附，又月余经通，再加黄芪、白蔹，两月余而愈（此凭症也）。

一人臂肿，患毒作痛，服寒凉药，食少，大便不实。予用理中丸二服，更以六君子加砂仁、藿香，再以托里，脓溃而愈（此因治不应而变方也）。

凡疮痛甚者，若禀厚有火，宜苦寒药；若禀薄者，宜补中益气汤加芩、连之类；在下加黄柏；人肥加荆、防、独、羌之类，取其风能胜湿也。

一妇左臂胆经部分结肿一块，年许不溃，坚硬不痛，肉色不变，脉弱少食，月水过期，日晡发热，遇劳或怒则痛。此不足证也，与参、芪、归、术、芎、苓、芍药、贝母、远志、香附、桔梗、牡丹皮、甘草百余贴而消（此因症脉也）。

大抵妇病多起于郁，郁则气血受伤，百病生矣。

一人臂患漏，口干发热，喜脓不清稀，脉来迟缓，灸以豆豉饼，服八珍汤（十四）加麦门、五味、软柴胡、地骨皮，三月余而愈。后因房劳复溃，脓清脉大，辞不治，果殁。

河间曰：因病致虚为轻，盖病势尚浅，元气未虚也。若病初愈，或饮食、劳倦、房劳，加至羸损，此因虚致损则为重，病势已过，元气已索故也。

一儿臂患豆毒作炒，按之复起。此脓胀痛也，刺之，以托里而愈。

一妇臂结一块，已溃不敛，灸以豆豉饼，更服托里药而愈。

一人年逾三十，素怯弱，不能食冷，臂患一毒，脉虚弱，予以托里药而消。但饮食少思，或作胀，或吞酸，日渐羸瘦，参苓等药不应，右尺脉弱。此命门火衰，不能生土。遂以八味丸补土之原，饮食渐进而愈（此凭脉症也）。

一媪左臂结核，年余方溃，脓清不敛，以十全大补汤（十三），外用附子饼灸及贴补药膏，调护得宜，百贴而愈（此凭症也）。

一人多虑神劳，年近五十，左膊外侧红肿如粟。予曰：勿轻视，得独参汤数斤乃佳，数贴而止。旬余值大风拔木，疮上起一红线，绕背抵右肋，与大料人参汤加芎术补剂，两月而安。

机按：此条因形因经而为治也。

一妇臂痛，筋挛不能屈伸，遇寒则剧，脉紧细。此良甫所谓肝气虚，为风寒流于血脉经络，搏于筋，筋不荣则干急为痛。先用舒筋汤（八十五），更用四物汤（九）。加牡丹皮、泽兰、白术而愈。亦有臂痛不能举，或转左右作痛，由中脘伏痰，脾气滞不行，宜茯苓丸（一百二十五），或控涎丹治之（此因脉处治之）。

一人手臂结核如粟，延至颈项，状似瘰疬。此风湿流注，用加减小续命汤（七十五）及独活寄生汤（七十六）更以托里药倍加参、芪、归、术，百贴而愈。

机按：此条有症无脉，认作风湿流注而治，当时必有所见也。后用补剂百贴而愈，是终不离于虚也。

一儿三岁，臂患毒，焮痛，服解毒丸，搽神功散（七十）而消（此条症脉不详，当时必有所见）。

尝治臂毒，便闭烦躁，服五福化毒丹（一百零九）亦效。若脓成急刺，用纸捻蘸麻油纴疮内，以膏药贴之。若儿安静，不必服药，候有脓取去，仍用纴贴。

一人肩患疽，脉数，饮槐花酒一服，势顿退，再与金银花、黄芪、甘草十余服而平（此凭脉也）。

槐花治湿热之功最为神速，胃寒不宜过剂。

尹老家贫，形志皆苦，自幼颏疽，孟冬于手阳明大肠经分出痛，第四日稠脓，臂外皆肿，痛在手阳明左右经中，其脉俱弦，按之洪缓有力。此得自八风之变。以脉断之，邪气在表。饮食如常，大小便如故，腹中和，口知味，知不在里也；不恶风寒，只热躁，脉不浮，知不在表也。表里既和，邪在经脉之中，故曰凝于血脉为痛是也。痛出身半以上，故风从上受，因知为八风之变。而疮只在经脉之中，法当却寒，调和经脉中血气，使无凝滞，可愈矣，宜用白芷升麻汤（一百四十一）。

机按：此方举一身而言，故阳明为一身之中。若以各经言之，而阳明亦自有表里中三等之剂，太阳亦有表里中之方，余经皆可以类推也。

一人年逾三十，臂患痛溃而不痛，脓稀脉弱。丹溪曰：疽溃深而不痛者，胃气大虚，不知痛也。东垣曰：脓水清稀，疮口不合，气血俱虚也，理宜大补。彼不听，服消毒药，气血愈虚，遂不救。

丹溪曰：才见肿痛，参之脉症，倘有虚弱，便与滋补气血，可保终吉。又曰：溃疡内外皆虚，补接为主。兹则见善不从，自用己智，宁免死乎？

一人年逾四十，臂患毒，焮痛作呕，服托里消毒药愈盛，予用凉膈散二剂顿退，更以四物汤加芩、连四剂而消。

机按：此则所谓肿疡热毒攻心而作呕也。

一人两臂肿痛，服托里药日盛。予谓肿属湿，痛属火，此湿热流注经络也。用人参败毒散加威灵仙、酒炒黄芩、南星，数剂渐愈，更以四物汤（九）加苍术、黄柏、桔梗，二十余剂而消。

按：此托里药日盛，故改作湿热治也。

一尚书左臂肘患一紫泡，根畔肿赤，大肠脉芤。予谓芤主失血，或积血。公曰：血痢未瘳，以芍药汤（九十二）二剂，更以人参败毒散（六十四）二剂，疮痢并愈。

机按：用芍药汤以治血痢，用败毒散以治紫泡。但所录脉症未甚详悉。观其所治，多属血热而近实也。

背疽一百一十六

焮痛，或不痛，及麻木者，邪气盛也，隔蒜灸之。痛者灸至不痛，不痛者灸至痛，毒随火而散。再不痛者，须明灸不隔蒜灸之，或用黄连解毒散之类。

右关脉弱而肌肉迟生者，宜健脾胃。

头痛拘急乃表症，先服人参败毒散一二剂；如焮痛，用金银花散，或槐花酒，神效托里散。

焮痛肿硬，脉实者，以清凉饮、仙方活命饮、苦参丸。

肿硬木闷，疼痛发热，烦躁饮冷，便秘脉沉实者，内疏黄连汤，或清凉饮；大便已利，欲得作脓，用仙方活命饮、托里散、蜡矾丸，外用神异膏。

饮食少思，或不甘美，用六君子汤加藿香，连进三五剂，更用雄黄解毒散洗患处，每日用乌金膏涂疮口处。候有疮口，即用纸作捻，蘸乌金膏纴入疮内。若有脓为脂膜间隔不出而作胀痛者，宜用针引之，腐肉堵塞者去之。若瘀肉腐动，用猪蹄汤洗。如脓稠或痛，饮食如常，瘀肉自腐，用消毒与托里药相兼服之，仍用前二膏涂贴。若腐肉已离好肉，宜速去之。如脓不稠不稀，微有疼痛，饮食不甘，瘀肉腐迟，更用桑柴灸之，亦用托里药。若瘀肉不腐，或脓清稀，不焮痛者，急服大补之剂，亦用桑柴灸之，以补接阳气，解散郁毒。

大抵气血壮实，或毒轻少者，可假药力，或自腐溃。怯弱之人，热毒中膈，内外不通，不行针灸，药无全功。然此症若脓已成，宜急开之，否则重者溃通脏腑，腐烂筋骨，轻者延溃良肉，难于收功，因而不敛者多矣。

一人患此痛甚，服消毒药愈炽，予为隔蒜灸之而止，与仙方活命饮二剂顿退，以托里药溃而愈（此凭症也）。

一妇发热，烦躁饮冷，与黄连解毒汤四剂少愈，更与托里消毒散始溃，与托里药而敛（此凭症也）。

一人已愈，惟一眼番出，胬肉如菌，三月不愈。乃伤风寒也，以生猪油调藜芦末涂之即愈。亦有努出三寸许者，乌梅涂之亦效，但缓，硫黄亦可（此凭症也）。

一人年逾五十，患已五日，焮肿大痛，赤晕尺余，重如负石。势炽，当峻攻，察其脉又不宜，遂先砭赤处，出黑血碗许，肿痛背重皆去，更敷神效散，及服仙方活命饮二剂，疮口及砭处出黑水而消（此凭症也）。

大抵疮毒势甚，若用攻剂，怯弱之人必损元气，因而变证者多矣。

一人焮肿作痛，脉浮数，与内托复煎散二剂少退，与仙方活命饮四剂痛止而溃，再与托里药而愈（此凭脉症也）。

一人毒势炽甚，痛不可忍，诸药不应，以仙方活命饮二剂，诸症悉退，又二剂而溃，以金银花散六剂而愈（此凭症也）。

一人厚味气郁，形实性重，年近六十背疽，医与他药皆不行，惟饮香附末甚快，自肿至溃，始终只此一味而安。然此等体实而又病实，盖千百而一见也。每思香附，经不言补，惟不老汤乃言有益于老人。用片子姜黄、甘草、香附三味，以不老为名，且引铁瓮先生与刘君为证，夫岂无其故哉，盖于行中有补之理耳。天之所以为天健而有常，因其不息，所以生生无穷。正如茺蔚活血行气，有补阴之妙，故名益母。胎产所恃者气血也，胎前无滞，产后无虚，以其行中有补也。夏枯草治瘰疬亦然（此因情性而治）。

一人感冒后发痉，不醒人事，磨死臀肉三寸许一块。此膀胱经必有湿热，其脉果数。予谓死肉最毒，宜速去之，否则延害良肉，多致不救。取之，果不知痛。因痉不止，疑为去肉所触。予曰：非也，由风热未已。彼不听，另用乳没之剂，愈盛。复请治，予以祛风消毒敷贴，饮以祛风凉血化痰降火之剂而愈（按：此因脉因症而处治也）。

一通府发背十余日，势危脉大，先饮槐花酒二服杀其势退，再饮败毒散二剂，更饮托里药数剂，渐溃，又用桑柴燃灸患处。每日灸良久，仍贴膏药，灸至数次，脓溃腐脱，以托里药加白术、陈皮，月余而愈（按：此先发后补，当时必有所见也。惜乎脉症不甚辨）。

一县尹发背六七日，满背肿痛，势甚危，隔蒜灸百壮，饮槐花酒二碗即睡觉，用托里药消毒十去五六，令将桑柴燃患处而溃，数日而愈。

一侍御髀骭患毒，痛甚，服消毒药不减，饮槐花酒一服，势随大退，再用托里消毒药而愈。

大抵肿毒，非用蒜灸，及饮槐花酒先杀其势，虽用托里诸药，其效未必甚速（按：前条皆先泻后补法）。

一园丁发背甚危，取金银藤五六两捣烂，入热酒一钟，绞取汁，温服，相罨患处，四五服而平。彼用此药治疮，足以养身成家，遂弃园业。盖金银花治疮，未成即散，已成即溃，有回生之功。

一妇半月余尚不发起，不作脓，痛甚脉弱，隔蒜灸二十余壮而止，更服托里药渐溃，脓清而瘀肉不腐，以大补药及桑柴灸之，渐腐，取之而寻愈（此凭脉症也）。

一人腐肉渐脱而脓微清，饮食无味，以十宣散去白芷、防风，加茯苓、白术、陈皮，月余而敛（此凭症也）。

一人将愈，但肌肉生迟，脾胃俱虚，以六君子汤加芎、归、五味、黄芪治之而愈（此凭症也）。

一人已愈，惟一口不敛，脉浮而涩，以十全大补汤治之而愈（此凭脉也）。

一老人七十余，背疽径尺余，杂服五香汤，十宣散数十贴，脓血腥秽，呕逆不食，旬余病人自言服十宣散膈中不安，且素有淋病三十年，今苦淋痛，呕逆，及不得睡而已。急煎参芪归术膏，以牛膝汤入竹沥调化与之。三日尽药斤半，淋止思食，七日尽药四斤，脓自涌出，得睡，兼旬而安，时六七月也（此凭症也）。

一人年六十余，好酒肉，背疽见脓，呕逆发热，得十宣已多，医以呕逆，投嘉禾散加丁香，时七月大热，脉洪数有力。予曰：脉症在溃疡尤忌，然形气尚可为，只与独参汤加竹沥，尽药十五六斤，竹百余竿而安。予曰：此幸耳。不薄味，必再发。后因夏月醉坐池中，左胁傍生软块如饼，二年后溃为疽，自见脉症如前，仍服参膏竹沥而安。

二人年老血气弱，无以供给脓血，胃虚而呕，若与十宣，宁保无危？

机按：后条乃膏粱积热之变，宜用寒凉之剂，兹用骤补，盖以年老溃疡故也。

一妇发背，用托里消毒药二十余剂而溃，因怒，顿吐血五碗，气弱脉细。此气血虚极也。令服独参膏斤许少缓，更以参、芪、归、术、陈皮、炙甘草三十余剂，疮口渐合。若投犀角地黄汤沉寒之药，鲜不误矣（此凭脉症也）。

一妇年逾四十发背，治以托里药而溃，或呕而疮痛，胃脉弦紧，彼为余毒内攻。东垣云：吐呕无时，手足逆冷，脏腑虚也。丹溪曰：溃后发呕不食者，湿气侵内也。又云：脓出反痛，虚也。今胃脉弦紧，木乘土位，其虚明矣。用六君子（二）加酒炒芍药、砂仁、藿香。彼自服护心散，呕愈盛。复邀治，仍用前药，更以补气血药，两月而愈（此凭脉症也）。

大抵湿气内侵，或感秽气而作呕，必喜温而脉弱；热毒内攻而作呕，必喜凉而脉数。必须辨认明白。亦有大便不实，或腹痛，或膨胀，或呕吐，或吞酸嗳腐。此肠胃虚寒，宜理中丸，不应，加熟附子二三片。有侵晨作泻者，名曰肾泄，宜二神丸；有食少渐瘦者，为脾肾虚，尤宜二神丸；又治梦遗，生肌肉圣药。予尝饮食少思，吞酸嗳腐，诸药不应，惟服理中丸及附子理中丸有效。盖此皆因中气虚寒，不能运化郁滞所致。故用温补之剂，中气温和，自无此症。

一人渴后发背未溃，脉数无力。此阴虚火动，哎咀加减八味丸二剂稍缓，次用丸药而愈（此凭脉症也）。

一人年逾五十，发背，生肌太早，背竟腐溃，更泄泻，脉微缓，用二神丸先止其泻，次用大补药。以猪蹄汤洗净，用黄芪末填满患处，贴以膏药。喜其初起时多用蒜灸，故毒不内攻，两月而愈（此凭脉症也）。

一妇因子迟，服神仙聚宝丹，背生痛甚危，脉散大而涩，急以加减四物汤百余贴，补其阴血。幸质厚易于收救。

机按：此条因服食、因脉而处治也。

一人背疮如碗大，溃见五脏，仅膈膜耳，自谓必死。《精要》取大鲫鱼一枚去肠脏，以羖羊粪填实，焙令焦黑极燥，为末，干掺之，疮口遂合。累用有效，须脓少欲生肌时用之。

机按：此二味有补土功。土主肌肉，故用生肌。

一人背疽径尺，穴深而黑，家贫得此，急作参芪归术膏与之，三日以艾芎汤洗之，气息奄奄，然可饮食，每日作多肉馄饨大碗与之。尽药膏五斤，馄饨三十碗，疮渐合。肉与馄饨补气有益者也。

机按：此条因饥寒多虚，故用此补法也。

一老妇患此，初生三头皆如粟，肿硬木闷，烦躁，至六日其头甚多，脉大，按之沉细。为隔蒜灸及托里，渐起发，尚不溃，又数剂，内外虽腐，惟筋所隔，脓不得出，胀痛不安。予谓须开之，彼不从。后虽自穿，毒已攻深矣，亦殁。

一妇素弱，未成脓，大痛发热，予欲隔蒜灸以拔其毒，令自消，不从而殁。

大抵发背之患，其名虽多，惟阴阳二证为要。若发一头或二头，其形嫩赤，肿高头起，疼痛发热，为痈属阳，易治。若初起一头如黍，不肿不赤，闷痛烦躁，大渴便秘，睡语咬牙，四五日间，其头计数十，其疮口各含如一粟，形似莲蓬，故名莲蓬发，积日不溃，按之流血，至八九日或数日，其头成片，所含之物俱出，通结一衣，揭去又结，其口共烂为一疮，其脓内攻，色紫黯，为疽属阴，难治。脉洪滑者尚可，沉细尤难。如此恶证，惟隔蒜灸及涂乌金膏有效。

凡人背近脊，并髀皮里有筋一层，患此症者，外皮虽破难溃，以致内脓不出，令人胀痛苦楚，气血转虚，变证百出，若待自溃，多致不救，必须开之，兼以托里。常治此症，以利刀剪之，尚不能去，以此坚物，待其自溃，不亦反伤？非气血壮实者，未见其能自溃也。

一弱妇外皮虽腐，内脓不溃，胀痛，烦热不安。予谓宜急开之，脓一出，毒即解，痛即止，诸症自退；待其自溃，不惟疼痛，溃烂愈深。彼不从，待将旬日，脓尚未出，人已痛疲矣。须针之，终不能收敛，竟至不起。

一人溃而瘀肉不腐，予欲取之，更以峻补，不从而殁。

一妇发背，待其自破，毒气内攻而殁，开迟故也。东垣云：过时不烙，反攻于内，内既消败，不死何待？

一指挥年逾五十发背，形症俱虚，用托里药而溃，但腐肉当去，彼惧不从，延至旬日，则好肉皆败矣，虽投大剂，毒甚不救。古人谓坏肉恶如狼虎，毒如蜂螫，缓去则戕性命，信哉！

一人年逾四十发背，心脉洪数，势危剧。经曰：痛痒疮疡，皆属心火。心脉洪数，乃心火炽甚。心主血，心气滞则血不流，故生痈也。骑竹马灸，其穴是心脉所游之地，急用隔蒜灸，以泻心火，拔其毒，再用托里消毒而愈（此凭脉也）。

一人发背十八日，疮头如粟，内如锥，痛极，时有闷瞀，饮食不思，气则愈虚。以大艾隔蒜灸十余壮，不知热，内痛不减，遂明灸二十余壮，内痛悉去，毒气大发，饮食渐进；更用大补汤，及桑柴燃灸，瘀肉渐溃（此凭症也）。

一人发背，疮头甚多，肿硬色紫，不甚痛，不腐溃。以艾铺患处灸之，更用大补药，数日死肉脱去而愈（此因症处治也）。

一人发背，焮痛如灼，隔蒜灸三十余壮，肿痛悉退，更用托里消毒药而愈（此凭症也）。

一人发背已四五日，疮头虽小，根畔颇大，隔蒜灸三十余壮，其根内消，惟疮头作脓，数日而愈。

一人忽恶心，大椎骨甚痒，须臾臂不能举，神思甚倦。此谓夭疽，危病也。隔蒜灸，痒愈盛，乃明灸（著肉灸也）五十余壮，痒止，旬日而愈。《精要》谓之灸有回生之功，信矣。

一人患此已四日，疮头如黍，焮痛背重，脉沉实，与黄连内疏汤二剂少退，更与仙方活命饮二剂而消（此凭脉症也）。

一妇肿痛发热，睡语，脉大，用清心汤一剂而安，以金银花、甘草、天花粉、当归、瓜蒌、黄芪数剂渐溃，更以托里药而愈（此凭脉症也）。

一人背毒，焮痛发热，饮冷，多汗，便秘，谵言，以破棺丹二丸而宁，以金银花四剂而脓成，开之，更用托里药而愈。

一太监发背，肿痛色紫，脉息沉数。良甫曰：脉数发热而痛者，发于阳也。且疮疡赤甚则紫，火极似水也。询之，常服透骨丹半载，乃积温成热所致。遂以内疏黄连汤再服稍平，更用排脓消毒药及猪蹄汤、太乙膏而愈。

机按：此条因脉、因服食而为之处治也。

一人伤寒后亦患此，甚危，取去死肉，以神效当归膏敷贴，饮内疏黄连汤，狂言愈盛，脉愈大，便用凉膈散（二十六）二剂，又以四物汤（九）加芩连，数剂而愈。

机按：此条脉症不甚详悉，观其下后狂愈盛，脉愈大，似属虚也，仍用凉膈散下之，此必形实进食，故用此也。

大凡患疮者责效太迫，一二剂未应，辄改服他药；及致有误，不思病有轻重，治有缓急，而概欲效于一二剂，难矣！况疮疡一症，其所由来固深已久，又形症在外，肌肉溃损，较之感冒无形之疾不同，安可旦夕取效？患者审之。

一人形实色黑，背生红肿，近髀骨下痛甚，脉浮数而洪紧。正冬月，与麻黄桂枝汤加酒、柏、生附子、瓜蒌子、甘草节、人参、羌活、青皮、黄芪、半夏、生姜六贴而消。此亦内托里之意。

机按：此条因时因脉而制方也。

一水部年逾四十，髀胂患毒已半月，头甚多，大如粟许，内痛如刺，饮食不思，怯甚，脉歇至。此元气虚，疽蓄于内，非灸不可。遂灸二十余壮，饮以六君子（二）加藿香、当归数剂，疮势渐起，内痛顿去，胃脉渐至，但疮色尚紫，瘀肉不溃。此阳气尚虚也，用桑柴火灸以接阳气，解散其毒，仍以前药加参、芪、归、桂，色赤脓稠，瘀肉渐腐，取去，两月余而愈（此凭脉症也）。

夫邪气沉伏，真气怯弱，不能起发，须灸，灸而兼大补。若投常药，待其自溃，鲜不误矣？

一人年逾六十，冬至后疽发背，五七日肿势约七寸许，不任其痛，视之脓成。彼惧开发，越三日始以燔针开之。以开迟，迨二日变证果生，觉重如负石，热如炳火，痛楚倍常，六脉沉数，按之有力。此膏粱积热之变，邪气酷热，固宜治之以寒药，但时月严凝，有用寒远寒之戒。经曰：假者反之。虽违其时，以从其症可也。急作清凉饮子加黄连秤一两半作一服，利下两行，痛减七分，翌日复进，其症悉除，月愈平复。

机按：此条因厚味、因脉而为之治法也。

一人初生如粟，闷痛烦渴，便秘脉实。此毒在脏也。予谓宜急疏去之，以绝其源，使毒不致外侵。彼以为小恙，乃服寻常之药，后大溃而殁。

一士因脚弱求诊，两手脉皆浮洪稍鼓，饮食如常，懒于言动，肌起白屑如麸片。时在冬月，予作极虚处治。询知半年前背臀腿三处，自夏至秋冬，节次生疽，率用五香连翘汤、十宣散，今结痂久矣。急煎参芪归术膏，以二陈汤化开服之。三日尽药一斤半，白屑没大半，呼吸觉有力，补药应效已渐。病家嫌缓，自作风病治，炼青礞石二钱半，以青州白丸作料，煎饮子顿服之，予谏不听，因致不救。

一人背疮，毒气未尽，早用生肌，背竟溃烂，予以解毒药治之得愈。又一人患毒气始发，骤用生肌，其毒内攻而死。

一人年逾四十，发背五日不起，肉色不变，脉弱少食，大便不实。予谓凡疮未溃脉先弱，难于收敛。用托里消毒散二剂方起发。彼惑一妪言，贴膏药，服攻毒剂，反盛，背如负石。复请予治，隔蒜灸三十余壮。彼云负石已去，但痒痛未知，更用托里药，知痛痒，脓清；前药倍加参、芪，佐以姜、桂，脓稍稠。又为人惑，外贴猪腰子，抽脓血，内服硝、黄，遂流血五六碗许，连泄十余行，腹内如冰，饮食不进。不得已，速予诊之，脉尽脱，不可救。盖其症属大虚，一于温补，犹恐不救，况用攻伐，不死何待？

一人发背十余日，疮头如粟许，肿硬木闷，肉色不变，寒热拘急，脉沉实。此毒在内也。先以黄连内疏汤，次以消毒托里药，其毒始发。奈速用生肌，患处忽若负重，身如火燃，后竟不起。

东垣云：毒气未尽，速用生肌，纵平复必再发；若毒气入腹，十死八九。大抵毒气尽，脾气壮，则肌肉自生，生肌药不用亦可。

一宜人年逾六十，发背三日，肉色不变，头如粟许，肩背加重，寒热饮冷，脉洪数。良甫曰：外如麻，里如瓜。齐氏曰：憎寒壮热，所患必深。又曰：肉色不变，发于内也。用人参败毒散（六十二）二剂，又隔蒜灸五十余壮，毒始发，背始轻；再用托里药渐溃；顾气血虚甚，作渴，服参、芪、归、芐等，渴止。彼欲速愈，自用草药罨患处，毒气复入，遂不救。

大抵老弱患疮，疮头不起，或坚如牛领皮，多不待溃而死。溃后气血不能培养者亦死。凡疮初溃，毒正发越，宜用膏药吸之，参芪等药托之；若反用药遏之，使毒气内攻者，必不救也。

一女背胛结一核如钱大，不焮，但倦怠少食，日晡发热，脉软而涩。此虚劳气郁所致。予用益气养血开郁之药，复令饮人乳，精神稍健。彼不深信，又服流气饮，食遂少，四肢痿。其父悔，复请予，予谓决不起矣。果殁。

一妇发热作痛，专服降火败毒药，溃后尤甚烦躁，时嗽，小便如淋。皆恶症也，辞不治，果殁。

此证虽云属火，未有不由阴虚而致者。故经云督脉经虚，从脑而出；膀胱经虚，从背而出。岂可专泥于火？

一太守肿硬不泽，疮头如粟，脉洪大，按之即涩。经云骨髓不枯，脏腑不败者可治。然肿硬色夭，坚如牛领之皮，脉更涩。此精气已绝矣，不治。

一宜人发背，脓熟不开，昏闷不食。此毒气入内也，断不治。强之针，脓碗许，稍苏，须臾竟亡。

大抵血气壮实，脓自涌出。老弱之人，血气枯槁，必须迎而夺之，顺而取之。若毒结四肢，砭刺少缓，腐溃深大，亦难收敛。结于颊项胸腹紧要之地，不问壮弱，急宜针刺，否则难治。

一人背疮溃陷，色紫舌卷。予谓下陷色紫，阳气脱也；舌卷囊缩，肝气绝也。经曰：此筋先死，庚日笃，辛日死。果立秋日而殁。

臀痈一百一十七附腿痛、环跳疽、脚气、脚跟疽、腿痈

燃痛，尺脉紧而无力者，托之。

肿硬痛甚者，隔蒜灸之，更以托里。

不作脓而痛者，解毒为主。

不作脓者，托里为主。

不溃或溃而不敛者，托里为主。

一人臀痈，肿硬作痛，尺脉浮紧，按之无力，以内托羌活汤一剂痛止，再金银花散四剂，脓溃而愈。

一人臀痈，肿硬痛甚，隔蒜灸之，更服仙方活命饮二剂，痛止肿消，以托里消毒散加黄柏、苍术、羌活，疮头溃而愈。

一人臀痈，作脓而痛，以仙方活命饮二剂痛止，更以托里消毒散脓溃而瘥（此条无脉可据）。

一人臀痈不作脓，饮食少思，先以六君子加芎、归、黄芪，饮食渐进，更以托里散脓溃而愈。

一人溃而脓清不敛，灸以豆豉饼，更饮十全大补汤，两月余而痊。

凡疮不作脓，或不溃，或溃而不敛，皆气血虚也；若脓清稀，尤虚甚也。

一人臀痈，脓水不止，肌渐瘦，食少思，胃脉微弦，以六君子加藿香、当归数剂，食遂进，以十全大补汤，灸以豆豉饼，两月余而痊。

一弱人臀痈，脓成不溃，以十全大补汤数剂始托起，乃针之，又二十余剂而愈。夫臀居僻位，气血罕到，老弱患之，尤宜补其气血，庶可保痊。

一人腿内侧患痈，未作脓而肿痛，以内托黄芪柴胡汤二剂少愈，又二剂而消。

一人臀漫肿，色不变，脉活数无力，脓将成尚在内，欲治以托里药，待发出而用针。彼欲内消，服攻伐药愈虚。复求治，仍投前药，托出针之，以大补药而愈。

凡疮毒气已结不起者，但可补其气血，使脓速成而针去，不可论内消之法。脓成，又当辨其生熟浅深而针之。若大按乃痛者，脓深也；小按便痛者，脓浅也；按不甚痛，未成脓也；按之即复起者，脓也；按之不复起者，无脓也。若肿高而软者，发于血脉也；肿下而坚者，发于筋骨也；肉色不变者，发于骨髓也。

一人腿外侧患痛，漫肿大痛，以内托黄芪汤酒煎二剂少可，更以托里数剂溃之而愈。

一妇腿痛，久而不愈，疮口紫陷，脓水清稀，予以为虚。彼不信，乃服攻毒之剂，虚症蜂起。复求治，灸以附子饼，服十全大补汤百余贴而愈。

凡疮脓清及不敛者，或陷下，皆气血虚极也，最宜大补，否成败证；若更患他证，卒难治疗。

一人腿痛内溃，针之脓出四五碗许，恶寒畏食，脉诊如丝。此阳气微也。以四君子加炮附子，畏寒少止，又四剂而止；以六君子加桂数剂，饮食颇进；乃以十全大补及灸附子饼两月而愈。一老腿痛脓自溃，忽发昏瞀，脉细而微。此气血虚极也。以大补之剂而苏。

一弱人流注内溃，出败脓五六碗，口眼歪斜，脉亦虚极。乃虚甚也，非真中风。以独参汤加附子一钱二剂，更以大补药，月余而痊。

大抵脓血大泄，当大补气血为先，虽有他症，以末治之。凡痛大溃，发热恶寒，皆属气血虚甚。若左脉不足者，补血药多于补气药；右脉不足者，补气药多于补血药，切不可发表。

一妇腰痛，脚弱弛长，不能动履，以人参败毒散加苍术、黄柏、泽泻而愈（此条脚弱弛长，属湿热也，故凭症而治）。

一妇环跳穴痛，肉色不变，脉紧数。此附骨疽也。脓未成，用内托黄芪酒煎汤，加青皮、龙胆草、山栀，数剂而止。

一人腿痛兼筋挛痛，脉弦紧，用五积散加黄柏、柴胡、苍术而瘥（此凭脉凭症而作湿热治也）。

一妇附骨疽久不愈，脓水不绝，皮肤瘙痒，四肢痿软。予以为虚，欲补之。彼惑为风疾，遂服祛风药，竟致不救。

陈无择云：人身有皮毛、血脉、筋膜、肌肉、骨髓以成其形，内则有心、肝、脾、肺、肾以主之。若随情妄用喜、怒、劳、佚，致内脏精血虚耗，使皮血筋骨肉痿弱无力以运动，故致痿躄，状与柔风、脚气相类。柔风、脚气皆外所因，痿则内脏不足也。

一人附骨疽，肿硬发热，骨痛筋挛，脉数而沉，用当归拈痛汤而愈。

一人腿根近环跳穴痛彻骨，外皮如故，脉数带滑。此附骨疽脓将成，用托里药六剂，肿起作痛，脉滑数，脓已成，针之出碗许，更加补剂月余而瘳。

一人腿内患痛，漫肿作痛，四肢厥，咽咙塞，发寒热，诸治不应。乃邪郁经络而然也。用五香连翘汤一剂，诸症少退，又服，大便行二次，诸症悉退而愈（此因诸治不效，故作郁治而用五香也）。

一妇左腿痛不能伸，脉弦紧，按则涩，以五积散二剂痛少止，又二剂而止，以神应养真而愈（脉弦紧涩属寒，故用五积散辛热以散之）。

一人腿痛，膝微肿，轻诊则浮，按之弦紧。此鹤膝风也。与大防风汤二剂，已退二三。彼谓附子有毒，乃服败毒药，日渐消瘦。复求治。予谓今饮食不为肌肤，水谷不能运化精微，灌溉脏腑周身百脉，神将何依？兹故气短而促，其气损也；怠惰嗜卧，脾气虚也；小便不禁，膀胱不脏也；时有躁热，心下虚痞，胃气不能上荣；恍惚健忘，神明乱也。不治，后果殁。此症多患于不足之人，故以加减小续命、大防风二汤有效，若用攻毒药必误。

一妇患脚气，或时腿肿，筋挛腹痛，诸药不应，渐危笃。诸书云，八味丸治足少阴脚气入腹疼痛，上气喘促欲死。遂投一服顿退，又服而愈。肾经虚尽之人，多有此患，乃肾水乘心克火，死不旋踵，宜急服。

一人腿痛，兼筋挛骨痛，脉弦紧，以大防风汤六剂，筋挛少愈，又二剂而肿消；但内一处尚作痛，脉不弦紧，此寒邪已去，乃所滞瘀浊之物欲作脓，故痛不止，用托里药数剂，肿发起，脉滑数，乃脓已成，针之，用十全大补汤，月余而安。（按：以前数条，皆筋挛骨痛而脉弦紧，可见弦紧多主寒邪）

一妇膝肿痛，遇寒痛益甚，月余不愈，诸药不应，脉弦紧。此寒邪深伏于内也。用大防风汤与火龙丹治之而消。

大抵此证，虽云肿有浅深，感有轻重，其所受皆因真气虚弱，而邪得以深袭。故附骨痛疽及鹤膝风证，肾虚者多有之，前人用附子者，以温补肾气，而又能行药势、散寒邪也。亦有体虚之人，秋夏露卧，为冷气所袭，寒热伏结，多成此症，不能转动，乍热而无汗，按之痛应骨者是也。若经久不消，极阴生阳，寒化为热而溃也。若被贼风所伤，患处不甚热而洒淅恶寒，不时汗出，熨之痛少止，须大防风汤、火龙膏治之。又有挛曲偏枯，坚硬如石，谓之石疽。若热缓，积不溃，肉色赤紫，皮肉俱烂，名缓疽，其始末皆宜服前汤，欲其驱散寒邪，以补虚托里也。

一人右腿赤肿焮痛，脉沉数，用当归拈痛汤，四肢反痛。乃湿毒壅遏，又况下部药力难达，非药不对症。遂砭患处，去毒血，仍用前药，一剂顿减，又四剂而消。

一人先腿痛，后又四肢皆痛，游走不定，至夜益甚，服除湿败毒之剂不应，脉滑而涩[1]。湿痰浊血为患。以二陈汤加苍术、

---

〔1〕 脉滑而涩：原本、文渊本同。脉之"滑"与"涩"相反，疑误。

羌活、桃仁、红花、牛膝、草乌治之而愈（活与涩相反，此云何谓也）。

凡湿痰湿热，或死血流注关节，非辛温之剂开发腠理，流通隧道，使气行血和，安能得愈？

一人腿痛，每痛则痰盛，或作嘈杂，脉滑而数，以二陈汤加升麻、二术、泽泻、羌活、南星，治之而安（此凭脉也）。

一人素有脚气，胁下作痛，发热头晕，呕吐，腿痹不仁，服消毒护心等药不应，左关脉紧，右关脉弦，此亦脚气也，以半夏左经汤治之而愈。

一人脚软肿痛，发热饮冷，大小便秘，右关脉数。乃足阳明经湿热下注也。以大黄左经汤服而愈。

一人臁胫兼膝脚皆焮痛，治以加味败毒而愈。

一人两腿痛，脉活而迟。此湿痰所致。以二陈汤加术、黄柏、羌活、泽泻而愈（此凭脉也）。

一人两腿肿痛，脉滑而缓。此湿痰所致。先以五苓散加苍术、黄柏二剂少愈，再以二陈、二术、槟榔、紫苏、羌活、独活、牛膝、黄柏而差（此凭脉也）。

夫湿痰之证，必先以行气利湿健中为主；若中气和，则痰消而湿亦无所容矣。

一妇两腿痛，脉涩而数。此血虚兼湿热。先以苍术、黄柏、知母、龙胆草、茯苓、防风、防己、羌活数剂，肿痛渐愈；又以四物加二术、黄柏、牛膝、木瓜，月余而愈（此凭脉也）。

一人肢节肿痛，脉迟而数。此湿热之证。以荆防败毒散加麻黄二剂，痛减半，以槟榔败毒散四剂，肿亦除；更以四物汤加二术、牛膝、木瓜数剂而愈（按：脉迟与数相反，迟恐作细）。

一妇人脚胫肿痛，发寒热，脉浮数。此三阳经湿热下注，为患尚在表。用加味败毒散不应，乃瘀血凝结，药不能及于患处。砭去瘀血，乃用前药二剂顿退，以当归拈痛汤四剂而愈。

古云脚气是为壅疾，治当宣通，使气不能成壅也。壅既成而甚者，砭去恶血而去重势。经云蓄则肿热，砭射之后，以药治之。

一妇两腿痛，遇寒则筋挛，脉弦紧。此寒邪之症。以五积散对四物汤数剂痛止，更以四物汤加木瓜、牛膝、枳壳，月余而安。

一人腿肿筋挛，不能动履，以交加散二剂而愈。

一妇患腿不能伸屈，遇风寒，痛益甚，诸药不应，甚苦。先以活络丹一丸，顿退，又服而瘳。次年复痛，仍服一丸，亦退大半，更以独活寄生汤四剂而愈。

一人素有脚气，又患附骨痛作痛，服活络丹一丸，二症并差。

一人素有疝不能愈，因患腿痛，亦用一丸，不惟治腿有效，而疝亦愈矣。

一太安人臂痛数年，二丸而差。

一女患惊风甚危，诸医莫救，自用一丸即愈，且不再作。

夫病深伏在内，非此药莫能通达，但近代始云此药引风入骨，如油入面，故后人多不肯服。大抵有是病，宜用是药，岂可泥于此言以致难差。

一妇两腿作痛，时或走痛，气短自汗，诸药不应，诊其尺脉弦数。此寒湿流注于肾经也。治以附子六物汤愈。

但人谓附子有毒，多不肯服，若用童便炮制，何患之有？况不常服，何足为虑？予中气不足，以补中益气汤加附子服三年，何尝见其有毒？经云有是病用是药。

一妇肢节肿痛，胫足尤甚，时或自汗，或头痛。此太阳经湿热所致。用麻黄左经汤二剂而愈（前条脉弦数而病寒湿，恐湿生热故也）。

一妇血痔，兼腿酸痛似痹。此阴血虚不能养于筋而然，宜先养血为主。遂以加味四斤丸治之而愈。

一老筋挛骨痛，两腿无力，不能步履，以《局方》换腿丸治之。

一妇筋挛痹痛，两腿无力，不能步履，以三因胜酸丸治之并愈。

河间云：脚气由肾虚而生。然妇人亦病脚气者，乃因血海虚而七情所感，遂成斯疾。血海虚与男子肾虚类也。男女用药固无异，更当兼治七情，无不效也。

一妇腿痛，兼足胫挛痛，服发散药愈甚，脉弦紧。此肾肝虚弱，风湿内侵也。治以独活寄生汤痛止，更以神应养真丹而不挛矣。

一人素有腿痛，饮食过伤，痛益甚，倦怠，脉弱，以六君子加山楂、神曲、苍术、芎、归、升麻、柴胡而愈。

一老素善饮，腿常肿痛，脉洪而缓，先以当归拈痛汤，湿热少退，后用六君子加苍术、黄柏、泽泻而痊。

一人饮食少过，胸满痞闷，或吞酸，两腿作痛，用导引丸二服顿愈，更以六君子汤加神曲、麦芽、苍术二十余剂，遂不复作而愈。

经云：饮食自倍，肠胃乃伤。是胃气不能施行，脾气不能四布，故下流乘其肝肾之虚，以致足肿；加之房事不节，阳虚阴盛，遂成脚气。亦有内伤饮食，脾胃之气有亏，不能上升，则下注为脚气者，宜用东垣开结导引丸，开导引水，运化脾气。如脾气湿气壅遏不通，致面目发肿或痛者，宜用导滞通经汤以疏导之。

以上十九条乃脚气证，虽非疮毒，因治有验，故录之。

臀居少腹之后，此阴中之阴，其处下，其道远，其位僻。太阳虽多血，其气少也。气少则运行不到，血亦因而少来。中年以后生疽，须预补之。若无积补之功，其祸多在疮成痂后，或半年乃发，故人多忽略。

一人腿痈，脉症俱弱。亦危证也。治以托里，急使针刺。彼因不从，后脓开泻，淋漓不能收敛而死。

一人年逾五十，冬患腿痈，脉数，烦躁，饮冷，便秘，肿痛燃甚。此热淫于内也，宜用苦寒之药。投清凉饮（十二）倍加黄芩，其势顿退，更以四物汤加黄芩而愈（此条因症因脉而药之也）。

一人年三十，连得忧患，作劳好色，左腿外侧廉红肿如粟，医以大府实，与承气两贴下之；又一医与大黄、朱砂、血竭三贴而脉大实，后果死。此厥阴多气少血经也。

一侍御患臀肿痛，小便不利。彼谓关格，以艾蒸脐，大便亦不利，治以降火分利药，不应。予诊其脉，脓已成。此患痈也。针之出脓数碗，大便即利；五日后阴囊肿胀，小便不行，针之尿脓大泄，气息奄奄，脉细，汗不止，溃处愈胀，用参、芪、归、术大剂犹缓，俾服独参汤至二斤，气稍复，又服独参膏至十余斤，兼以托里药，两月余而愈。

大抵疮疡，脓血大泄，先补气血为主，虽有他病，当从末治。

一人腿痈，脓成，针之出脓二碗许，饮托里药一剂大发热；更用圣愈汤（十七）二剂而止，翌日恶寒不食，脉细如丝，以人参一两，熟附三片，姜枣煎服而愈。但食少不寐，更以内补黄芪汤而平。

一人腿肿，发热恶寒，以补中益气汤治之。彼以为缓，乃服芩、连等药，热愈盛。复请予治，以人参养荣汤（十八）二十余剂而溃，更以参、芪、归、术、炙甘草、肉桂，月余而敛。

夫火之为病，当分虚实。芩连苦寒，能泄心肺有余之火，若老弱或饮食劳倦而发者，此为不足，当治以甘温之剂。未尝有实热而畏寒，虚热而喜寒者。此其验也。

一人年逾三十，左腿微肿痛，日久肉色如故，不思饮食。东垣云：疮疡肿下而坚者，发于筋骨。此附骨疽也，乃真虚湿气袭于肉理而然。盖诸虚皆禀于胃，食少则胃弱，法当助胃壮气，以六君子加藿香、当归数剂，饮食渐进，更以十全大补汤而愈（此条因症制方而处治也）。

一妇年二十余，饮食后，每有怒气，吞酸嗳腐，或兼腿根胯内焮肿，服越鞠丸不应。此肝气虚，湿气下注而然。以六君子（二）加香附、砂仁、藿香、炮姜数剂少愈，更以六君子数剂而愈（此条因症而制方也）。

一人年逾二十，禀弱，左腿外侧患毒，三月方溃，脓水清稀，肌肉不生，以十全大补汤（十三）加牛膝二十余剂渐愈，更以豆豉饼灸，月余而痊。

一人膝腿肿，筋骨痛，服十宣散不应，脉沉细。予用五积散二剂痛止，更以十宣散（四）去桔梗加牛膝、杜仲三十余剂，脓溃而愈。此寒气之肿，八风之变也（此条因脉制方处治）。

一人遍身走痛，两月后在脚面结肿，未几腿股又患一块，脉轻诊则浮，重诊浮缓。此气血不足，腠理不密，寒邪袭虚而然。以加减小续命汤（七十五）四剂及独活寄生汤（七十六）数剂，疼痛顿去，更以托里药倍加参、芪、归、术百贴而愈（此条因脉制方而治也）。

一人年二十，腿膝肿痛，不能屈伸，服托里药不应，以人参败毒散加槟榔、木瓜、柴胡、紫苏、苍术、黄柏而愈（此因症制方以治之也）。

一人年逾五十，两腿肿胀，或生痞瘰，小便频而少，声如瓮出，服五皮散不应。予诊之，右关沉缓。此脾虚湿气流注而然，非疮也。经曰：诸湿肿满皆属脾土。按之不起，皆属于湿。以五苓散加木香倍苍术、白术亦不应。予意至阴之地，关节之间，湿气凝滞，且水性下流，脾气既虚，安能运散？非辛温之药，开通腠理，行经活血，邪气安得发散？遂以五积散二剂，热去大半，更以六君子加木香、升麻、柴胡、薏苡仁，两月余而愈。设使前药不应，更投峻剂，虚虚之祸不救矣（此因渗泄不效，故用辛温以散之也）。

一人腿痛，脓清脉弱，灸以豆豉饼，更以托里药而愈。

一人年二十余，股内患毒日久，欲求内消。诊脉活数，知脓已成，因气血虚不溃，刺之脓出作痛，用八珍汤稍可，但脓水清稀，用十全大补汤（十三）三十余剂而瘥。盖脓出反痛者虚也。

一僧股内患肿一块，不痛不溃，治托里二十余剂，脓成刺之作痛。予谓肿而溃，溃而反痛，以气血虚甚也，宜峻补之。彼云气无补法。予曰：正气不足，不可不补。补之则气化而痛自除。遂以参、芪、归、术、熟芐治之，两月余而平。

大抵疮疡，先发为肿，气血郁积，蒸肉为脓，故多痛。脓溃之后，肿退肌宽，痛必渐减，而痛愈盛者，气血不足也，即丹溪，河间虚甚之说。

附骨痈，皆因久得厚味，及酒后涉水得寒，故热深入髀枢穴左右，积痰瘀血相搏而成也。

一女髀枢穴生附骨疽，在外侧廉少阳经分，始末用五香汤、十宣散，一日恶寒发热，膈满，犹大服五香汤，一夕喘死。此升散太过，孤阳发越于上也。

一人年逾四十，夏患附骨痈。予以火针刺去瘀血，更服托里药而愈。至秋忽不饮食，痰气壅盛，劳则口舌生疮，服寒药腹痛。彼疑为疮。脾胃脉轻取似大，按之无力。此真气不足，虚火炎上也。治以八味丸。彼不信，自服二陈、四物，几殆。复请予，仍以前丸治之而愈。

有脾土虚不能克制肾水，吐痰而不咳者，尤宜用此丸。

王老年七十，季春因寒湿地气，得附骨疽于左腿足少阳分，微侵足阳明，阔六七寸，长一尺，坚硬漫肿，肉色不变，皮泽深，但行步作痛，以指按至骨大痛，服内托黄芪汤一服立止，再服肿消。

柴胡_{钱半} 连翘 肉桂_{各一钱} 黄芪 归尾_{各二钱} 鼠粘子_{炒，一钱} 黄柏 甘草_{炒，各半钱} 升麻_{七分}

上锉，酒盏半，水盏半，同煎至二盏，去渣，空心宿食消尽，大温服，少时以早膳压之，不令大热上攻，犯中上二焦也。

一儿年十岁，四月于左腿近膝股内出附骨痈，不辨肉色，漫肿，皮泽木硬，疮势甚大。左腿乃肝之髀上也，足厥阴肝经之分。少侵足太阴脾经，其脉左三部细而弦，按之洪缓微有力。用内托黄芪柴胡汤。

黄芪_{二钱} 柴胡_{钱半} 连翘_{一钱二分} 羌活_{半钱} 生芐_{二分} 归尾_{七分半} 官桂 土瓜根 黄柏_{酒洗，各二分}

上锉，作一服，水酒各盏半，同煎至一盏，去渣，空心稍热服。

一人附骨痈，畏针不开，臀膝通溃，脉数发渴，烦躁时嗽，饮食少思。齐氏曰：疮疡，烦躁时嗽，腹痛渴甚，或泄利无度，或小便如淋，此恶症也。脓出之后，若脉洪数，难治；微涩迟缓，易治。刺之脓出四五碗，即服参、芪、归、术大剂，翌日脉稍敛；更服八珍汤（十四）加五味、麦门、肉桂、白蔹三十余贴，脉缓脓稠，三月乃愈。

一老腿患附骨疽，肿硬，大按方痛，口干脉弱，肿聚不溃，饮食少思。予谓肿下而坚者发于筋骨，肉色不变者发于骨髓。遂托以参、芪等药三十余剂，脓虽熟不穿。予谓药力难达，必须针刺。不听，至旬日方刺，涌出清脓五六碗。然衰老气血不足养，毒又久，竟不救。

大抵疮疽，旬日不退，宜托之，有脓刺之，有腐肉取之，虚则补之，此十全之功也。

一人患贴骨疽，腿细短软，疮口不合，以十全大补汤，外灸附子饼，贴补药膏。调护得宜，百贴而愈。

一人环跳穴患附骨疽。彼谓小疮，服败毒药，外以寒药敷贴，因痛极针之，脓瘀大泄，方知为痈。请治其脉，右关浮大。此胃气已伤，故疮口开张，肉紫下陷，扪之不热。彼谓疮内更觉微冷，自谓必成漏矣。灸以豆豉饼，饮六君子加藿香、砂仁、炮姜数剂，胃气渐醒，饮食渐进，患处渐暖，肌肉渐生，再以十全大补汤而愈。

一人亦患此，内痛如锥，外色不变，势不可消。喜其未用寒剂，只因痛伤胃气而不思食。以前药去炮姜治之，饮食稍进；更以十全大补汤二十余剂，脓成针去；仍以大补汤倍加参、芪、芎、归，脓久不止；更加麦门、五味、贝母、远志数服渐止，疮亦寻愈。

二症盖因湿热滞于肉理，真气不能运化。其始宜除湿热，实脾土，和气血，则湿自消散。若脓未成，以隔蒜灸之，立效。

环跳穴痛，防生附骨疽，以苍术佐黄柏之辛，行以青皮，冬加桂枝，夏加黄芩，体虚加杜牛膝，以生甘草为使，大料煎，入姜汁，食前饮之。痛甚者，恐十数贴发不动，少加麻黄一二贴；又不动，恐疽将成，急掘地成坎，以火煅红，沃以小便，赤体坐其中，以席围下体，使热气熏蒸，腠理开，气血畅而愈。

一妇四十余，近环跳生疽，尺脉沉紧，腿不能伸。经曰：脾移寒于肝，痈肿筋挛。盖脾主肉，肝主筋，肉温则筋舒，肉冷则筋急。遂与乳香定痛丸少愈，更以助胃壮气血药二十余剂而消。

按：此因脉沉紧，又因筋挛，是脉症俱寒，故治以此。

一人因痢骤涩，环跳穴作痛，与四物汤加桃仁、酒黄芩、红花、苍术、枳壳、黄柏、柴胡、青皮、生姜十余剂稍可，更刺委中出黑血而愈。

一后生骹骨痛，以风药饮酒一年。予以防风通圣散（六）去硝黄加生犀角、浮萍百余贴，成一疽近皮革，脓出而愈。后五六年，其处再痛。予曰：旧病作，无能为矣。盖发于新娶之后，多得香辣肉味，若能茹淡远房劳，犹可生也。出脓血四五年，延及腰背皆空，又三年而死。此纯乎病热者。

一少年天寒极劳，骱骨痛，两月后生疽，深入骨边，卧二年，取剩骨而安。此寒搏热者也。

取久疽及痔漏中朽骨：用乌骨鸡胫骨，以砒实之，盐泥固济，火煅红，地上出火毒，去泥，用骨研细，饭丸如粟米大，以纸捻送入窍内，更以膏贴之。

一人年逾五十，臀痛，脓熟不开，攻通大肛，脓从大便而出。予辞不治，果殁。丹溪谓中年后不宜患此。脓成不刺，不亡得乎？

一人左膝肿大，三月不溃。予谓体虚，风邪袭于骨节，使气滞不行，故膝愈大而腿愈细，名曰鹤膝风。以大防风汤三十余剂而消。又有患此，伏枕半载，流脓三月。彼云初服大防风汤（八十七）去附子，将溃，服十宣散，今用十全大补汤去桂，皆不应。视脉症甚弱，予以十全大补汤，每贴加熟附一钱，三十余剂少愈，乃减附子五分，服至三十余剂，将愈，却去附子，更用三十余剂而痊。

夫立方之义，各有所宜。体气虚弱，邪入骨界，遏绝隧道，若非桂附辛温之药，开发腠理关节之寒邪，通畅荣卫经络之气血，决不能愈。

一人脚跟生毒如豆许，痛甚，状似伤寒。予谓猎人被兔咬，脚跟成疮淫蚀，为终身之疾，因名兔齿。以还少丹（九十六）内塞散（五十二）治之稍可。次因纳宠作痛，反服攻毒药，致血气愈弱，腿膝软痿而死。

盖足根乃二跷发源之处，肾经所由之地，疮口不合，则跷气不能发生，肾气由此而泄，故为终身之疾。况彼疮先得于虚，复不知戒，虽大补气血，犹恐不及，安服攻毒暴悍之药以戕贼乎？

　　一人脚痛筋挛，遍身酸软，方士与痰药及托里药，期三日可瘥，不应。予谓非疮也。大筋软短，小筋弛长。此湿热为患。以人参败毒散加苍术、黄柏、槟榔、木瓜少愈，更以清燥汤二十贴而愈（此因症也，兼之屡治不效。此作湿热而治有所本也）。

　　夫内有湿热，外有风寒，当泻不当补。托里甘温之剂，安得取效？

　　冷漏，《精要》治冷漏诸疮，与桂附丸。

　　丹溪曰：此冷只因疮久不合，风寒乘之，气血不朝而成。厚朴虽温，泄散尤速，恐不若参、芪佐以陈皮，庶乎与病相得。

　　痛疽，疮口久不合，肉白脓少。此为疮口冷滞，气血枯竭，不朝于疮，以致如是。《精要》用北艾叶一握煎汤，避风处以绢兜艾叶，乘热浇洗疮口四围净肉，一日一次，仍烧松香熏疮口良久，以神异膏贴之。

　　丹溪曰：血气枯燥，不知补，虚于内。惟务热洗于外，不揣其本而齐其末，却乃归罪于冷滞。大抵溃疡宜洗，若无补药以实其内，切恐有时之快。少顷疲惫，有不耐烦之意，非虚而何？可不先议补接乎？

　　内托羌活汤，治足太阳经尻臀生痈坚硬，肿痛大作，左右尺脉俱紧，按之无力。

　　防风　藁本　归尾各一钱　羌活　黄柏酒制，各二钱　肉桂三分
连翘　甘草炙　苍术各五分　陈皮五分　黄芪钱半

　　上锉，水酒各半煎，食前温服，取汁内托。

　　一官两腿作痛，形体清瘦，肝脉弦数，却属有余之证，治以龙胆泻肝汤并愈（此凭症也。疮肿之症若不诊候，何以知阴阳勇怯气血聚散耶？又云：脉洪大而数者实也，细微而数者虚也。河间云：脉沉实者邪在脏，浮大者邪在表。观此诚发前言所未发。诊候之道，岂可缺耶）。

腰疽一百一十八

一妇年逾七十，腰生一瘤，作痒异常，疑虫虱所毒，诊脉浮数。齐氏曰：脉浮数反恶寒者，疮也。翌日复诊，脉乃弱。予谓未溃而脉先弱，何以收敛？况大便不通，则真气已竭，治之无功。固请不得已，用六君子（二）加藿香、神曲，饮食渐进，大便始通；更用峻补之剂，溃而脓清作渴；再用参、芪、归、芐、麦门、五味而渴止。喜曰可无虞矣。予曰：不然。不能收敛，先入之言也。彼疑更医，果殁。

一人年十九，腰间肿一块，无头不痛，色不变，三月不溃，饮食少思，肌肉日瘦。此气搏腠理，荣气不行，郁而为肿，名曰湿毒流注。元戎曰：若人饮食疏，精神衰，气血弱，肌肉消瘦，荣卫之气短促而涩滞，故寒搏腠理，闭郁为痛者，当补，以接虚怯之气。遂以十全大补汤（十三）加香附、陈皮三十余剂，始针出白脓二碗许，仍用药倍加参、芪，仍灸以豆豉饼渐愈。彼乃惑于速效，内服败毒，外贴凉药，反致食少脓稀，患处色紫。复请予治，喜得精气未衰，仍以前药加远志、贝母、白蔹百剂而愈。此或久而不愈，或脓水清稀，当服内塞散（五十二）及附子饼灸，然后可愈。

一妇年逾二十，腰间突肿寸许，肉色不变，微痛不溃，发热脉大。此七情所损，气血凝滞隧道而然。当益气血，开郁结，更以香附饼熨之，使气血充畅，内自消散；若而，虽溃亦无危。不听，乃服十宣流气之药，气血愈虚，溃出清脓，不敛而死。（按：此脉大，非七情脉也，当时必有所见）。

一妇产后腰间肿，两腿尤甚。此瘀血滞于经络而然，不早治，必作痛。遂与桃仁汤二剂稍愈，更没药丸（五十六）数服而痊。亦有恶血未尽，脐腹刺痛，或流注四肢，或注股内，痛如锥刺，或两股肿痛。此由冷热不调，或思虑动作，气乃壅遏，血蓄经络而然，宜没药丸（五十六）治之。亦有或因水湿所触，经水不行而肿痛者，宜当归丸（五十七）治之。

凡恶血停滞，为患匪轻，治之稍缓，则为流注，为骨疽，多致不救。

一老人患痢，骤用涩药，致大肠经分作痛。此湿毒流于经隧而然。以四物加桃仁、酒芩、红花、升麻、枳壳、陈皮、甘草治之渐愈。因年高胃弱竟殁。

一人年二十，遍身微痛，腰间作肿痛甚，以补中益气汤（十六）加羌活四剂少可，又去羌活十余剂而愈。

此条以虚治，当时于形色脉上必有所见。

一人逾四十，患腰痛，服流气饮、寄生汤不应，以热手熨之少可，其脉沉弦，肾虚所致。服补肾丸（四十六）而愈。此因脉沉弦，且据服攻剂不应，故知虚也。弦则不软，如物无水不柔软之意。

外科理例卷之六

新安祁门朴墅汪机省之编辑
同邑石墅门生陈桷惟宜校正

脱疽一百一十九

丁生手足指，或足溃而自脱，故名脱疽。有发于手指者，名蛀节。丁重者腐去本节，轻者筋挛。

焮痛者，除湿攻毒，更隔蒜灸至不痛。

焮痛或不痛者，隔蒜灸，更用解毒药。若色黑急割去，速服补剂，庶可救。黑延上者不治。

色赤焮痛者，托里消毒更兼灸。

作渴者，滋阴降火。色黑者不治。

一人足指患此，焮痛色赤发热，隔蒜灸之，更以人参败毒散去桔梗加金银花、白芷、大黄二剂，痛止，又十宣散去桔梗、官桂加天花粉、金银花，数剂而平（此凭症也）。

一人年逾四十，左足大指赤肿焮痛。此脾经积毒下注而然，名曰脱疽。喜色赤而肿，以人参败毒散去人参、桔梗加金银花、白芷、大黄二剂，更以瓜蒌、金银花、甘草节四剂顿退，再以十宣散去桔梗、桂加金银花、防己数剂愈。

一人患此，色紫赤不痛，隔蒜灸五十余壮，尚不痛，又明灸百壮方知，乃以败毒散加金银花、白芷，数剂而愈。

一膏粱年逾五十亦患此，色紫黑，脚焮痛。孙真人曰：脱疽之症，急斩之去，毒延腹必不治，色黑不痛者亦不治。喜其饮食如故，动息自宁，为疮善证。遂以连翘败[1]毒散（二十六）六剂，更以金银花、瓜蒌、甘草节二十余剂，患指溃脱，更以芎、归、生芐、连翘、金银花、白芷二十余剂而愈。次年忽发渴，服生津等药愈盛，用八味丸而止。

大抵此证，皆由膏粱厚味，或房劳太过，丹石补药所致。其发于指，微赤而痛可治；治之不愈，急斩去之，庶可保，否则不治。色紫黑，或发于脚背亦不治。或先渴而后发，或先发而后渴，色紫赤不痛，此精气已竭，决不可治。

一乌菱左足指患一泡，麻木色赤，次日指黑，五日连足黑冷，不知疼痛，脉沉细。此脾胃受毒所致。进飞龙夺命丹一服，翌日令割去足上死黑肉，割后骨始痛，可救治，以十全大补汤而愈（此因症肉黑知为毒盛，不在于脉也）。

盖死肉乃毒气盛拒截荣气所致，况至阴之下，血气难达。经曰：风淫末疾是也。向若攻伐之，则邪气乘虚上侵，必不救矣。

一人足指患之大痛，色赤而肿，隔蒜灸之痛止，以人参败毒散去桔梗加金银花、白芷、大黄而溃，更以仙方活命饮而痊（此凭症也）。

此证形势虽小，其恶甚大，须隔蒜灸之，不痛者宜明灸之，庶得少杀其毒。此证因膏粱厚味酒面炙煿积毒所致；或不慎房劳，肾水枯竭；或服丹石补药。故有先渴而后患者，有先患而后渴者，皆肾水涸不能制火故也。初发而色黑者不治，赤者水未涸尚可。若失解其毒，以致肉死色黑者，急斩去之，缓则黑延上足必死。而患不问肿溃，惟隔蒜灸有效。亦有色赤作痛而自溃者，元气未脱易治。夫至阴之下，血气难到，毒易腐肉，药力又不易到，况所用皆攻毒之药，未免先干肠胃，又不能攻敌其毒，不若隔蒜灸，并割去，最为良法。孙真人云：在指则截，在肉则割

去。即此意也。

一人足指患之，色黑不痛，令明灸三十余壮而痛。喜饮食如常，予谓急割去之，速服补剂。彼不信，果延上，遂致不救。

一人脚背患之，色黯而不肿痛，烦躁大渴，尺脉大而涩。此精气已绝，不治。后殁。

又有手指患此，色黑不痛，其指已死。予欲斩去，速服补药，恐黑上臂不治。彼不信，另服败毒药，手竟黑，遂不救。

一人足指患之，色紫不痛，隔蒜灸五十余壮，尚不知痛，又明灸百壮始痛，更投仙方活命饮四剂，乃以托里药溃脱而愈（此凭症也）。

一人脚背患此，赤肿作痛，隔蒜灸三十余壮痛止，以仙方活命饮四剂而溃，更以托里消毒药而愈（此凭症也）。

一人足指患之，色赤焮痛，作渴，隔蒜灸数壮，以仙方活命饮三剂而溃，更服托里药及加减八味丸溃脱而愈。

一妇修伤次指，成脓不溃，焮痛至手，误敷冷药，以致通溃，饮食少思。彼为毒气内攻。胗脉沉细，此痛伤胃气而然。遂刺之，服六君子加藿香、当归，食进，更以八珍汤加黄芪、白芷、桔梗，月余而愈（此凭症脉也）。

一人伤拇指，色紫不痛，服托里药及灸五十余壮，作痛，溃脓而愈（此凭症也）。

一幼女因冻伤两足，至春发溃，指俱坏，令取之，服大补药而愈（此凭症也）。

一女患嵌甲伤指，年余不愈，日出脓数滴。予谓足大指乃脾经发源之所，宜灸患处，使瘀肉去，阳气至，疮口自合，否则不治。彼惑之，不早治，后变劳证而殁。

盖至阴之下，血气难到。女人患此，多因扎缚，致血脉不通；或被风邪所袭，则无血气荣养，遂成死肉。惟当壮脾胃，行经络，生血气则愈。有成破伤风以致牙关紧急，口眼㖞斜者，先玉真散（一百二十三）二服，然后投以生血通经药则可。

面疮一百二十 附颐毒

一人年逾三十，夏月热病后患颐毒，积日不溃，气息奄奄，饮食少思，大便不禁，诊脉如无。经曰：脉息如无似有，细而微者，阳气衰也。齐氏曰：饮食不入，大便滑利，肠胃虚也。以六君子加炮姜、肉豆蔻、破故纸数剂，泄稍止，食稍进；更加黄柏、当归、肉桂，溃而脓水清稀；前药每服加熟附一钱，数剂泄止，食进，脓渐稠；再以十全大补汤加酒炒芍药、白蔹，月余而愈（此凭脉症也）。

一人年逾四十，胃气素弱，面常生疮，盗汗发热，用黄芪建中汤少愈，更用补中益气汤而平（此凭症也）。

东垣云：气虚则腠理不密，邪气从之，逆于肉理，故多生疮。若以甘温之剂实其根本，则腠理自固，即无他疾。

一人年三十，面患疮，溃已作渴，自服托里及降火药不应，脉浮而弱。丹溪曰：溃疡作渴，属气血俱虚。遂以参、芪各三钱，归、芐、术各二钱，数服渴止，又以八珍汤加黄芪数剂，脉敛而愈（此凭脉症也）。

一人年四十，头面生疮数枚，焮痛饮冷，积日不溃，服清热消毒不应，脉数，按之即实。用防风通圣散（六）二剂顿退，又以荆防败毒散（七）而愈（此凭脉症也）。

一人年逾六十，素食厚味，颊腮患毒，未溃而肉先死，脉数无力。此胃经积毒所致。然颊腮正属胃经，未溃肉死，则胃气虚极。老人岂宜患此？果殁。经曰：膏粱之变，足生大丁，受如持虚。此之谓也。

口齿一百二十一

一人齿痛，脉数实，便秘，用防风通圣散即愈（此凭脉症也）。

一人齿痛甚，胃脉数实，以承气一剂即止（此凭脉症也）。

一人齿痛，午后则发，至晚尤甚，胃脉数而实，以凉膈散加荆芥、防风、石膏，一剂而瘳（此凭症也）。

一人齿痛，胃脉数而有力，以清胃散加石膏、荆芥、防风二剂而瘥（此凭脉症也）。

一人齿痛，脉浮无力，以补中益气汤加黄连、生地黄、石膏治之，不复作（此凭脉症也）。

一人齿痛，脉数无力，用补中益气加生芐、牡丹皮而愈。

一人齿肿痛，焮至颊腮，素善饮，治以清胃散数剂而愈。

一人齿痛，服清胃散不应，服凉膈散愈盛，予用补肾丸（四十六）而愈（此条因治不效而知为肾虚也）。

一人颊腮肿，焮至牙龈，右关脉数。此胃经风热上攻也，治以犀角升麻汤而消（此凭症脉也）。

一妇常口舌糜烂，颊赤唇干，眼涩作渴，脉数，按之则涩。此心肺壅热于气血为患，名热劳症也，当多服滋阴养血药。彼欲速效，用败毒寒剂攻之，后变瘵而殁。

《良方》云：妇人热劳者，由心肺壅热伤于气血，气血不调，脏腑壅滞，热毒内积，不得宣通之所致也。其候心神烦躁，颊赤头痛，眼涩唇干，四肢壮热，烦渴不止，口舌生疮，神思沉昏，嗜卧少寐，饮食无味，举体酸疼，或时心怔，或时盗汗，肌肤日渐消瘦，故名热劳也。

口舌疮一百二十二

一人胃弱痰盛，口舌生疮，服滚痰丸愈盛，吐泻不止，恶食倦怠。此胃被伤也。予以香砂六君子汤（二百三十六）数剂少可，再以补中益气加茯苓、半夏二十余剂而愈。

夫胃气不足，饮食不化，亦能为痰。补中益气，乃治痰之法也。苟虚证而用峻利之药，鲜有不殆。

一人年逾四十，貌丰气弱，遇风则眩[1]，劳则口舌生疮，胸常有痰，目常赤涩，服八味丸而愈（此凭症也）。

一人脾胃虚，初服养胃汤、枳术丸有效，久服反虚，口舌生疮，劳则愈盛，服败毒药则呕吐。此中气虚寒也，治以理中汤少愈，更以补中益气加半夏、茯苓，月余而平。

夫养胃汤，香燥药也，若饮食停滞，或寒滞中州，服则燥开脾胃，宿滞消化，少为近理。枳术丸，消导药也，虽有白术，终是燥剂。故久服此二药，津液愈燥，胃气愈虚；况胃气本虚而用之，岂不反甚其病哉？亦有房劳过度，真阳虚惫，或元禀不足，不能上蒸，中州不运，致食不进者，以补真丸（三十六）治之，使丹田之火上蒸脾土，则脾土温和，中焦自治，饮食自进。经曰：饮食不进，胸膈痞塞；或食不消，大府溏泄，此皆真火不能上蒸脾土而然也。若肾气壮，则丹田之火上蒸脾土，则无此病矣。

一方　小儿口疮，江茶、粉草为末，敷之。一方用黄丹。

又方　苦参、黄丹、五倍子、青黛等份，研为末，敷。

又方　青黛、芒硝为末，敷。

胎毒口疮　五倍子、黄丹、江茶、芒硝、甘草等份，为末，敷。

---

〔1〕 眩：古同"炫"，文渊本作"弦"。

又方　口疮，黄柏、细辛、青盐等份，为末，敷[1]之。三日即愈。

咽喉一百二十三

疼痛或寒热者，邪在表也，宜发散。

肿痛痰涎壅盛者，邪在上也，宜降之。

痛而脉数无力者属阴虚，宜滋阴降火。

肿痛发热便秘者，表里俱实也，宜解表攻里。如症紧急，便刺患处，或刺少商穴。

一人咽痛脉数，以荆防败毒散加黄连二剂少愈，乃去芩、连，又六剂而愈（此凭脉症也）。

一人乳蛾肿痛，脉浮数，尚未成脓，针去恶血，饮荆防败毒散二剂而消（此凭症也）。

一人咽喉作痛，痰涎上壅。予欲治以荆防败毒散加连翘、山栀、玄参、牛蒡子。彼自服甘寒降火之药，反加发热，咽愈肿痛，急刺少商二穴，仍以前药加麻黄汗之，诸症并退，惟咽间一紫泡仍痛。此欲作脓，以前药去麻黄一剂，脓溃而愈（此凭症也）。

凡咽痛之疾，治之早或势轻者，宜荆防败毒散以散之；治之迟或势重者，须刺少商穴，瘀血已结，必刺患处。亦有刺少商，咽虽利而未痊消者，必成脓也。然脓去则安。若有大便秘结者，虽经针刺去血，必以防风通圣散（六）攻之。然甘寒之剂，非虚火不宜用。

一妇咽喉肿痛，大小便秘，以防风通圣散（六）一剂，诸症悉退，又荆防败毒散（七）三剂而安（此凭症也）。

---

〔1〕　敷：原本缺，据文义补。

治此，轻则荆防败毒散，吹喉散，重则用金钥匙及刺患处出血最效，否则不救。针少商二穴亦可，但不若刺患处之神速耳。

一人咽喉肿痛，脉数而实，以凉膈散一剂而痛止，再以荆防败毒散加牛蒡子二剂而肿退，以荆防败毒散二剂，又以甘、桔、荆、防、玄参、牛蒡子四剂而平。

一人嗌痛肿痛，脉浮数，更沉实，饮防风通圣散（六）一剂，泻一次，势顿退，又荆防败毒散二剂而消（此凭症脉也）。

一人咽喉肿秘，牙关紧急，针不能入，先刺少商二穴出黑血，口即开，更针患处，饮清咽利膈散一剂而愈（此凭症也）。

大抵吐痰针刺，皆有发散之意，故多效。不用针刺，多致不救。

一人咽喉肿闭，痰涎壅甚，以胆矾吹咽中，吐痰碗许，更以清咽利隔汤四剂而安（此凭症也）。

一人咽喉肿痛，药不能下，针患处出紫血少愈，以破棺丹噙之，更以清咽消毒散（六十五）而愈（此凭症也）。

一人咽喉干燥而痛，以四物汤（九）加黄柏、知母、玄参四剂少愈，再用人参固本丸（二百四十一）一剂，不复发。

一人口舌生疮，服凉药愈甚，治以理中汤（二十七）而愈（此因治误而变）。

一人咽痛，午后益甚，脉数无力，以四物汤（九）加黄柏、知母、荆、防四剂而愈，仍以前药去荆、防加玄参、甘、桔数剂，后不再发。

一人口舌糜烂，服凉药愈甚，脉数无力，以四物加酒炒黄柏、知母、玄参一剂顿退，四剂而痊（此凭脉症也）。

一人口舌生疮，饮食不甘，劳而愈甚，以理中汤顿愈（此凭症也）。

一人口舌生疮，脉浮而缓，用补中益气汤（十六）加炮干姜，更以桂末含之，即愈。

一人患之，劳而愈甚，以前药加附子三片，二剂即愈。

丹溪曰：口疮服凉药不愈者，此中气不足，虚火从上无制，用理中汤，甚则加附子。

一弱人咽痛，服凉药或遇劳愈甚，以补中益气汤（十六）加芩、连四剂而愈，乃去芩、连又数剂不再发（此凭症也）。常治午后痛，去芩、连加黄柏、知母、玄参亦效。

一老咽痛，日晡甚，以补中益气汤（十六）加酒炒黄柏、知母数剂而愈（此凭症也）。

一人乳蛾肿痛，饮食不入，疮色白。其脓已成，针之脓出，即安（此凭症也）。

一人咽喉肿痛，予欲针之，以泄其毒。彼畏针，止服药，然药既熟，已不能下矣。始急针患处，出毒血，更以清咽消毒药而愈。

一患者其气已绝，心头尚温，急针患处，出黑血即苏。如鲍符卿、乔侍郎素有此症，每患，针去血即愈。

大抵咽喉之症，皆因火为患。其害甚速，须分缓急，及脓成否。若肿闭及壅塞者，死如反掌，宜用金钥匙吹患处，吐出痰涎，气得流通则苏。若吐后仍闭，乃是恶血或脓毒，须急针患处，否则不治。前人云：喉闭之火与救火同，不容少待。治喉之方固多，惟用针有回生之功。学者不可不察。

一妇咽间作痛，两月后始溃，突而不敛，遍身筋骨作痛，诸药不应。先以萆薢汤数剂而敛，更以四物汤（九）倍用萆薢、黄芪二十余剂，诸症悉退（此凭症也）。

一弥月小儿，先于口内患之，后延于身，年余不愈。以萆薢为末，乳汁调服，毋以白汤调服，月余而愈（此凭症也）。

一人咽间先患，及于身，服轻粉之剂稍愈，已而复发，仍服之，亦稍愈，后大发，上腭溃蚀，与鼻相通，臂腿数枚，其状如桃，大溃，年余不敛，神思倦怠，饮食少思，虚证悉具。投以萆藓汤为主，以健脾胃之剂兼服之，月余而安（此凭症也）。

一妇患之，脸鼻俱蚀，筋骨作痛，脚面与膝各肿一块，三月而溃，脓水淋漓，半载不敛，治以前药，亦愈（此凭症也）。

一人咽喉肿痛，口舌生疮，先以清咽消毒散（六十五）二服，更以玄参升麻汤而愈（此凭症也）。

一人咽喉作痛，午后尤甚，以四物加酒炒知母、黄柏、桔梗，治之而愈（此凭症也）。

一人喉闭，服防风通圣散，肿不能咽。此症惟针乃可，牙关已闭，刺少商出血，口即开，以胆矾吹患处，吐痰二碗许，仍投前药而愈。尝见此疾畏针不刺，多毙（此凭症也）。

一人喉闭，肿痛寒热，脉洪数。此少阴心火，少阳相火，二脏为病，其证最恶，惟刺患处出血为上。彼畏针，以凉膈散（二十六）服之，药从鼻出，急乃愿针，则牙关已紧；遂刺少商二穴，以手勒出黑血，口即开，仍刺喉间，治以前药，及金钥匙（四十八）吹之，顿退，又以人参败毒散（六十四）加芩、连、玄参、牛蒡子四剂而平。

经曰：火郁发之。出血亦发汗之一端。河间曰：治喉闭之火与救火同，不容少怠。尝见喉闭不去血，喉风不去痰，以致不救者多矣。每治喉咽肿痛，或生疮毒，以荆防败毒加芩连，重者用防风通圣散，并效。

一人患此，劳则愈盛，以补中益气加玄参、酒炒黄柏、知母而愈（此凭症也）。

一人口舌常破，如无皮状，或咽喉作痛，服清咽利膈散愈盛，治以理中汤而愈（此因治不应而更方也）。

《精要》曰：凡痈疽失于治疗，致令热毒冲心，咽咙口舌生疮，甚至生红黑菌，难于治疗。宜琥珀犀角膏。

生犀角屑　真琥珀研　辰砂研　茯神去皮木　酸枣仁去壳研　人参各一钱　脑子研一字　上为细末，入乳钵研匀，炼蜜搜为膏，磁器盛贮。疾作，每服一弹子大，浓煎麦门冬汤化下。一日连进五服，或先服犀角散以解之。生犀角屑、玄参去芦、升麻、生黄芪、赤芍药、麦门冬、生甘草、当归各一两，大黄微炒，二两，为粗末，每服三钱，水盏半，煎至七分，去滓温服。

诸哽一百二十四

诸骨哽，用象牙末吹患处，或取犬涎，徐徐咽下，立效；用苎根捣烂，丸如弹子大，就将所鲠物煎汤化下。

又方　食橄榄，用核为末，含之亦效。

谷、麦芒在咽不出，取鸡、鹅涎含之，立消。

误吞金银等物，多食诸般肥肉膏滑，自从大便出。

误吞铜钱，用炭末白汤调服，多食蜜食饴糖，自从大便出；或多食荸荠，或胡桃肉，钱自消。

误吞针，用磁石如枣核大，磨令光，钻一孔，用线穿，含之，针自口出。

伤损脉法一百二十五附破伤风

经云：肝脉搏坚而长，色不青，当病坠。若转，因血在胁下，令人呕逆。

《金匮》云：寸口脉浮，微而涩，当亡血；若汗出者，当身有疮。被刀斧所伤，亡血故也。

《脉经》云：金疮出血太多，脉虚细者生，数实大者死。金疮出血，脉沉小者生，浮大者死。斫刺出血不止者，脉来大者，七日死，滑细者生。

从高颠仆，内有瘀血，腹胀，脉坚强者生，小弱者死。

破伤有瘀血在内，脉坚强实则生，虚小弱者死。皆为脉病不相应故也。

　　一妇臀痈，疮将愈，患破伤风，发热搐搦，脉浮数，治以当归地黄汤。不信，乃服发散败毒药，果甚，始信而服之，至数剂而痊。

　　脉浮数而发表，今用发表而病重，可见脉之浮数，亦有主阴虚者，必兼症参之为稳。认作阴虚，由臀痈后也。

　　夫破伤风证，须分表里，别虚实，不可一概治之。《原病式》破伤中风之由，因疮热甚郁结，而荣卫不得宣通，怫热因之遍体，故多白痂；是时疮口闭塞，气难通泄，热甚则生风也。不已，则表传于里矣。但有风热微甚兼化，故殊异耳。

　　大法破伤中风，风热燥甚，怫郁在表，而里气尚平者；善伸数欠，筋脉拘急，时或恶寒，或筋畅而播，脉浮数而弦者，宜辛热治风之药。开冲结滞而犹伤寒，表热怫郁而以麻黄汤，辛热发散者同也。凡用辛热开冲风热结滞，宜以寒药佐之则良，免致药虽中病，而风热转甚也。如治伤寒发热，用麻黄、桂皮，加黄芩、知母、石膏之类是也。若世以甘草、滑石、葱、豉寒药发散甚妙。若表不已，渐伤入里，里又未大，甚而脉在肌肉者，宜以退风热，开结滞之寒药调之，或微加治风辛热亦得，犹伤寒在半表半里，以小柴胡和解之意也。若里热已甚，而舌强口噤，项背反张，惊搐惕搦，涎唾涸枯，胸腹满塞，而或便溺秘结，或时汗出，脉洪数而弦也。然汗出者，由风热郁甚于里，而表热稍罢，则腠理疏泄，而心火热甚，故汗出也。法宜除风散结，寒药下之。后以退风热，开郁滞之寒药调之，而热退结散，则风自愈矣。凡治此，亦宜按摩导引，及以药斡开牙关，勿令口噤，使粥药得下也。

　　《病机》云：破伤风者，有因卒暴损伤，风袭之间，传播经络，致使寒热更作，身体反张，口噤不开，甚者邪气入脏；有因诸疮不差，荣卫俱虚，肌肉不生，疮眼不合，邪亦能外入于疮，为破伤风之疾。有诸疮不差，举世皆言著灸为上，是为热疮，而不知火热客毒，逐经传变，不可胜数。微则发热，甚则生风而搐，或角弓反张，口噤目斜。亦有破伤不灸，而病此者。因疮著白痂，疮口闭塞，气难通泄，故阳热易为郁结，热甚则生风也。徐用诚云：此论所因有四[1]。一者因疮口入风，似属外因；一者因灸逐热，似属不内外因；一者因疮口闭塞，内热生风，似属内因也。又云：破伤风证，古方药论甚少，岂非以此疾与中风同论，故不另立条目也。惟河间论与伤寒表里中三法同治，用药甚详。其言病因，有因外伤于风，有因灸及内热所作者，然与中风相似也。但中风之人，尚可淹延岁月，而破伤风者，犯之多致不救。盖中风有在经、在脏、在腑之异，独入脏者最难治。破伤风或始而出血过多，或疮早闭合，瘀血停滞，俱是血受病，属阴，五脏之所主，故此风所伤，始虽在表，随则必传入里脏，故多死也。此病或疮口袒露，不避风寒，而有所伤；或疮口闭合，密被风邪而及病。已十分安全而忽有此，大抵皆由内气虚而有郁热者得之。若内气不虚而无郁热者，虽伤而无所害也。

跌仆一百二十六

一人坠马，两胁作痛，以复元活血汤二剂顿止，更以小柴胡加当归、桃仁二剂而安（此凭症也）。

一老坠马，腹作痛，以复元通气散用童便调进二服少愈，更以四物加柴胡、桃仁、红花四剂而安（此凭症也）。

一人跌仆，皮肤不破，两胁作疼，发热，口干，自汗，须先饮童便一瓯，烦渴顿止，随进复元活血汤倍用柴胡、青皮一剂，胀痛悉愈，又剂而安。《发明》经曰：从高坠下，血流于内，不

---

〔1〕 此论所因有四：原本、文渊本同。查下文只有三因，疑误或脱。

分十二经络，圣人俱作风中肝血，留于胁下，以中风疗之。血者皆肝之所主，恶血必归于肝，不问何经之伤，必留于胁下，盖肝主血故也。痛甚则必自有汗，但人汗出，皆为风症。诸痛皆属于肝木，况败血凝滞，从其所属入于肝也，从高坠下，逆其所行之血气，非肝而何？故用破血行经。

一人青肿作痛，以萝卜汁调栀子末敷之，以四物汤加柴胡、黄芩、天花粉、川山甲，二剂少愈，更以托里散、健脾药而愈（此凭症也）。

杖疮血热作痛一百二十七

胸膈胀满宜行血。老弱者宜行气活血，更饮童便、酒。肠痛者宜下血。血去多而烦躁者补血，如不应，独参汤。瘀肉不溃，或溃而不敛，宜大补气血。

一人杖疮，瘀肉不腐，乃大补之，渐腐，更以托里健脾药而愈（此凭症也）。

一人风入杖疮，牙关紧急，以玉真散一服少愈，再服而安。

一官谏南巡受杖，瘀血已散，坏肉不溃，用托里药稍溃，脓清。此血气虚也，非大剂参、芪不能补。彼恐腹满，予强之，饮食稍思，遂加大补，肉溃脓稠而愈（此凭症也）。

一尝治被杖数人，皆先散其瘀血，渐用排脓托里之药，俱愈。夫叫号伤气，忍痛伤血，气血虚明矣。况脾主肌肉，脾气受伤，饮食必减，血一冰则肌肉不生，故必理脾，脾健肉自生，非参、术、归、芪之类培养脾土，则肌肉何由而生？又须分人虚实，及有无瘀血。盖打扑坠堕，皮肉不破，肚腹作疼者，必有瘀血在内，宜复元活血汤（三十三）攻之，老弱者加桃仁、红花、川山甲补而行之。若血去多而或烦躁，此血虚也，宜独参汤补之（四十五）。有打扑坠堕稍轻，别无瘀血等症，但只痛不止者，惟和气血，调经脉，其痛自止，更以养气血健脾胃，无有不效。亦有痛伤胃气作呕，或不饮食，以四君子加藿香、砂仁、当归治之。若有瘀血，不先消散，而加补剂，则成实实之祸。设无瘀血，妄行攻利，则致虚虚之祸矣。

一人因杖，臀膝俱溃，脓瘀未出，时发昏愦。此脓毒内作也。急开之，昏愦愈盛，此虚也。投八珍汤（十四）一服少可，数服死肉自溃，顿取之，用猪蹄汤洗净，以神效当归膏涂贴，再服十全大补汤，两月而愈。若更投破血之剂，危矣（此凭症也）。

大抵杖疮，皆瘀血为患，宜速治疗。浅者砭之，深者刺之，更以活血流气药治之。内溃者开之，有腐肉取之，以壮胃生血药托之，可保无危。有伤筋骨而作痛者，以没药降圣丹治之。若牙关紧急，或腰背反张者，以玉真散治之，并效。

杖疮热血作痛，凉血去瘀血为先，须下鸡鸣散之类。黄柏、生地黄、紫金皮皆要药。生地黄、黄柏为末，童便调敷，或加韭汁。不破者，以韭菜、葱头春碎，炒热贴，冷则易。

膏药：紫金皮、生地黄、黄柏、乳香、没药、大黄之类。又方：大黄、黄柏为末，生地黄汁调敷，干则易。又方：野苎根嫩者，不拘多少，洗净，同盐擂敷，伤重多用盐，效。

尝见覆车压伤者，七人仆地呻吟，一人未苏，俱令以热童便灌之，皆得无事。又曾被重车研伤，瞀闷，良久复苏，胸满如筑，气息不通，随饮热童便一碗，胸宽气利，惟小腹作痛，与复元活血汤（三十三）一剂，便血数升许，痛肿悉退，更服养血气药而痊。

大凡损伤，不问壮弱，有无瘀血，俱宜热童便以酒佐之，推陈致新，其功甚大。若胁胀，或作痛，或发热烦躁，口干喜冷，饮热童便一瓯，胜服他药。他药虽亦取效，但有无瘀血，不能尽识，反致误人。惟童便不动腑脏，不伤血气，闻操军或坠马伤者，服之亦佳。又凡肿痛，或伤损者，以葱捣烂热罨之，尤妙。

本草云：葱治伤损。

一人坠马伤头并臂，取葱捣烂，炒热罨患处，以热手熨之，服没药降圣丹（一百零六）而愈。

一人误伤去小指一节，牙关紧急，腰背反张，人事不知，用玉真散（一百二十三）、青州白丸子（一百零八）各一服，未应。此亦药力不能及也。急用蒜捣烂裹患指，以艾灸之，良久觉痛，仍以白丸子一服，及托里散数服而愈。夫四肢受患，风邪所袭，遏绝经络者，古人所制淋、渍、贴、熁、镰、刺等法，正为通经络，导引气血也。

火疮一百二十八

一人火疮，骤用凉药敷贴，更加腹胀不食，予以人参败毒散（六十四）加木通、山栀，外用柏叶炒为末，麻油调搽，渐愈。

尝用煮大汁上浮脂调银朱，更效。若用凉药逼火毒入内，多致不救。汤火疮，以淋了第二次灰渣敷患处。

又方：以腊月猪胆涂黄柏，炙干为末，敷。

热油汤火伤，皮烂肉大痛，冷霜散。牡蛎煅、寒水石生、明朴硝、青黛各一两，轻粉一钱，桐油二钱，水二钱，以桃柳枝不住手搅成膏，再以少水溶涂之，外用猫儿肚底毛，细剪，掺上新水，或油调湿，则干贴，痛立止。

漆疮一百二十九

一人漆疮作呕，由中气弱，漆毒侵之，以六君子加砂仁、藿香、酒炒芍药。彼不为然，服连翘消毒散，呕果盛。复邀治，以前药，外以香油调铁锈末涂之而愈。

外科理例卷之七

新安补门朴墅汪机省之编辑

同邑石墅门生陈桶惟宜校正

天疱疮一百三十

脉浮发热，或拘急者，发散表邪。

脉沉发热便秘者，解表攻里。

发热小便赤涩者，分利消毒。

一小儿患此，焮痛发热，脉浮数，挑去毒水，以黄柏、滑石末敷之，更饮荆防败毒散（七）二剂而愈（此凭症也）。

一人焮痛发热，服祛风清热药愈炽，其脉沉实。乃邪在内也。用防风通圣散（六）一剂顿退，又荆防败毒散（七）二剂而安（此凭症脉也）。

此症须为风热，当审表里，治无误矣。

一儿焮赤发热，以黄柏、滑石末敷之，饮大连翘汤（七十一）二剂少愈，更以金银花散（一百七十）二剂而痊（此凭症也）。

一儿十余岁，背侧患水泡数颗，发热脉数。此肺胃风热所致，名曰天泡疮。以荆防败毒散（七）加芩、连，外去毒水，以金黄散（六十六）敷之，又四剂而愈（此凭症也）。

一有腹患此，延及腰背，焮痛饮冷，脉数，按之愈大。乃表里俱实也。用防风通圣散（六）一剂，更敷前药，势减大半，再以荆防败毒散（七）二剂而愈。

杨梅疮一百三十一<small>有从咽喉患起者见咽喉</small>

湿胜者，宜先导湿。表实者，宜先解表。

里实者，宜先疏里。表里若俱实，解表攻里。

表虚者，补气。里虚者，补血。表里俱虚者，补气血。

一人遍身皆患，左手脉数。以荆防败毒散（七），表证乃退，以仙方活命饮（六十一），六剂疮渐愈，兼萆薢汤（二百四十五），月余而痊。

一妇焮痛发热，便秘，作渴，脉沉实。以内疏黄连汤（三）二剂，里证已退，以龙胆泻肝汤（六十七）数剂，疮毒顿退，间服萆薢汤，月余而痊（此凭症脉治也）。

一人下部生疳，诸药不应，延及遍身，突肿，状如翻花，筋挛骨痛，至夜尤甚。此肝肾二经湿热所致。先以导水丸进五服，次以龙胆泻肝汤（六十七）数剂，再与除湿健脾之药，外贴神异膏吸其脓，隔蒜灸拔其毒而愈（此凭症也）。

若表实者，以荆防败毒散，里实者，以内疏黄连汤，表里俱实者，防风通圣散（六），气虚者四君子，血虚者四物，仍加兼症之药，并愈。若服轻粉等药，反收毒于内，以致迭发。概服防风通圣，则气血愈虚，因而不治者多矣。

一人患之，发寒热，作渴，便秘，两手脉实，用防风通圣散（六）而退，以荆防败毒散（七）兼龙胆泻肝汤（六十七）而痊（此凭症也）。

一人患之肿痛，先以龙胆泻肝汤（六十七）、导水丸各四剂少愈，再以小柴胡加黄柏、苍术五十余剂而平（此凭脉症也）。

一人玉茎肿溃，小便赤色，肝脉弦数，以小柴胡加木通、青皮、龙胆草四剂，又龙胆泻肝汤（六十七）数剂而痊（此凭脉症也）。

一童玉茎患之，延及小腹数枚，作痛发热，以小柴胡汤（五）吞芦荟丸，更贴神异膏，月余而瘥（此凭症也）。

一人愈后，腿肿一块，久而溃烂不敛，以蒜捣烂敷患处，以艾灸其上，更贴神异膏及服黑丸子，并托里药，两月而愈（此凭症也）。

一妇燃轻粉药于被中熏之，致遍身皮塌，脓水淋漓，不能起居，以滑石、黄柏为末，绿豆粉等份，铺席上，令可卧，更以金银花散，月余而瘥（此凭症也）。

一人皆愈，但背肿一块，甚硬，肉色不变，年余方溃，出水，三载不愈，气血俱虚，饮食少思。以六君子汤（二）加当归、藿香三十余剂，更饮萆薢汤，两月余而瘥（此凭症也）。

一人患之势炽，兼脾胃气血皆虚，亦服前药而差。

一妇患之皆愈，惟两腿两臁各烂一块如掌，兼筋挛骨痛，三载不愈，诸药不应，日晡热甚，饮食少思。以萆薢汤兼逍遥散，倍用白术、茯苓，数剂热止食进，贴神异膏，更服八珍汤（十四）加牛膝、杜仲、木瓜三十余剂而瘥（此凭症也）。

又捷法，治杨梅疮，不问新旧，并效，不过旬日。每日用胆矾、白矾末并水银各三钱五分，入香油、津吐各少许，和匀，坐无风处，取药少许，涂两脚心，以两手心对两脚心擦磨良久，再涂药少许，仍前再擦，用药尽，即卧，汗出或大便去垢，口出秽涎为验。连擦三日，煎通圣散（六）澡洗，更服内疏黄连汤、败毒散，愈后服萆薢汤。有热加芩、连，气虚参、芪，血虚四物之类。

一人杨梅疮后，两腿一臂各溃二寸许，一穴脓水淋漓，少食不睡，久而不愈。以八珍汤加茯神、酸枣仁服，每日以蒜捣烂涂患处，灸良久，随贴膏药，数日少可，却用豆豉灸，更服十全大补汤（十三）而愈（此凭症也）。

凡有肿硬，或作痛，亦用蒜灸，及敷中和膏，内服补药，并效。

斑疹一百三十二附小儿丹毒、痘后毒

脉浮者，消风为主。

脉浮数者，祛风消热。

脉数，按之沉实者，解表攻里。

一妇患斑作痒，脉浮，以消风散（八十）四剂而愈（此凭症也）。

一妇患斑作痒，脉浮数，以人参败毒散（六十四）二剂少愈，更以消风散（八十）四剂而安。

一人患斑，色赤紫，焮痛发热，喜冷，脉沉实。以防风通圣散（六一）剂顿退，又以荆防败毒散（七）加芩、连四剂而愈。

一老患疹，色微赤，作痒发热。以人参败毒散（六十四）二剂少愈，以补中益气汤加黄芩、山栀而愈（此凭症也）。

一妇患斑痒痛，大便秘，脉沉实。以四物加芩、连、大黄、槐花而愈（此凭症也）。

一儿患斑作痛，发热烦渴，欲服清凉饮下之，诊脉不实，举按不数。此邪在经络不可下。用解毒防风汤二剂而安。

此证小儿多患之，须审在表在里，及邪之微甚而治之。前人谓首尾俱不可下者，何也？曰：首不可下者，为斑未见于表，下则邪气不得伸越，又脉症有表而无里，故禁首不可下也。尾不可下者，斑毒已显于外，内无根蒂，大便不实，无一切里证，下之则斑气逆陷，故不可下也。

一人作痒发热，以消毒犀角饮（二百四十二）一剂，作吐泻。此邪上下俱出也，毒自解。少顷吐泻俱止，其疹果消，吐泻后脉见七胠，此小儿和平脉也，邪已尽矣，不须治，果愈。

洁古云：斑疹为症各异，发焮肿于外者，少阳属三焦相火也，谓之斑。小红靥行于皮肤之中不出者，属少阴君火也，谓之

疹。凡显斑症，若有吐泻者，慎勿乱治而多吉，谓邪上下而出
也。斑疹并出，小儿难禁，是以别生他症也。首尾不可下。大抵
安里之药多，发表之药少，秘则微疏之，令邪气不壅并而作次以
出，使儿易禁也。身温暖者顺，身凉者逆。

一子痘毒，及时针刺，毒不内侵，数日而愈。

大抵古人制法：浅宜砭，深宜刺，使瘀血去于毒聚之始则易
消。况小儿气血又弱，脓成而不针砭，鲜不毙矣？

一儿臂患痘毒作烧，按之复起。此脓胀痛而然。遂刺之，以
托里而愈。

痘后肢节作肿而色不赤，宜金银花散（一百七十），更以生
黄豆末，热水调敷，干以水润，自消。若传六七日，脓已成，急
刺之，宜服托里药。

一儿痘疮已愈，腿上数枚变疳蚀陷，用雄黄、铜绿等份为末
敷，兼金银花散而愈。若患遍身，用出蛾绵茧填实白矾末，烧候
汁干，取出为末，放地上，碗盖良久，出火毒，敷之效。

一儿痘后搔痒，搔破成疮，脓水淋漓，用经霜陈茅草为末，
敷之，及铺席上，兼服金银花散（一百七十）而愈。若用绿豆、
活石末亦可，似不及茅草功速。

一儿周岁患丹毒，延及遍身如血染，用磁锋击刺，遍身出黑
血，以神功散（七十）涂之。服大连翘饮而愈。

又儿未满月，阴囊患此，为前治之而愈。

又儿不欲刺，毒入腹而死。河间云：丹从四肢延腹者不治。
予尝刺毒未入腹者，无不效。

一小儿腿患丹如霞，游走不定，先以麻油涂患处，砭出恶
血，更以金银花散（一百七十），一剂而安（此凭症也）。

一小儿[1]遍身皆赤，砭之，投解毒药即愈（此凭症也）。

----

〔1〕 小儿：原本、文渊本皆作"儿小"，据文义改。

一人患丹毒，焮痛便秘，脉数而实，服防风通圣散不应。令砭患处去恶血，仍用前药即愈（此凭脉症也）。

一小儿患之，外势须轻，内则大便不利。此在脏。服大连翘饮，敷神功散而差（此凭症也）。

一小儿遍身亦赤，不从砭治，以致毒气入腹而死。此症乃恶毒热血，蕴蓄于命门，遇相火而合起也。如霞片者，须砭去恶血为善。如肿起赤色，游走不定者，宜先以生麻油涂患处砭之，以泄其毒。凡从四肢起入腹者不治。须知丹有数种，治者有数法，无如砭之为善。常见患稍重者不用砭法，俱不救也。

肠痈一百三十三

小腹硬痛，脉迟紧者，瘀血也，宜下之。

小腹软痛，脉洪数者，脓成也，宜托之。

一产妇小腹痛，小便不利，以薏苡仁汤二剂痛止，更以四物加桃仁、红花，下瘀血升许而愈。

大抵此证，皆因荣卫不调，或瘀血停滞所致。若脉洪数，已有脓；脉但数，微有脓；脉迟紧，乃瘀血，下之则愈。若患甚者，腹胀大转侧作水声，或脓从脐出，或从大便出，宜蜡矾丸、太乙膏，及托里药。

一妇小腹肿痛，小便如淋，尺脉芤而迟，以神效瓜蒌散二剂少愈，更以薏苡仁汤二剂而愈（此凭脉症也）。

一人脓已成，用云母膏一服，下脓升许，更以排脓托里药而愈。后因不守禁忌，以致不救（此凭症也）。

一人里急后重，时或下脓，胀痛，脉滑数，以排脓散及蜡矾丸而愈（此凭症脉也）。

一妇小腹痛有块，脉芤而涩，以四物汤加玄胡、红花、桃仁、牛膝、木香而愈（此凭脉也）。

一妇小腹隐痛，大便秘涩，腹胀，转侧作水声，脉洪数。以梅仁汤一剂，诸症悉退，以薏苡仁汤二剂而差（此凭脉症也）。

一妇腹胀痛，皮毛错纵，小便不利，脉数滑，以太乙膏一服，脓下升许，胀痛顿退，以神效瓜蒌散二剂而全退，更以蜡矾丸及托里药十余剂而安（此凭脉症也）。

一妇因经水，多服涩药止之，致腹作痛，以失笑散二服而瘳（此凭症也）。

一人小腹痛而坚硬，小便数，汗时出，脉迟紧，以大黄汤一剂，下瘀血合许，以薏苡仁汤四剂而安（此凭脉也）。

一妇小腹恶露不尽，小腹痛，以薏苡仁汤（二百一十五）下瘀血而痊（此凭症也）。

凡瘀血停涩，宜急治之，缓则腐为脓，最难治疗。若流满节骨，则患骨疽，失治多为败证。

肠痈，身甲错，腹皮急，按之濡，如肿状，腹无聚积，身无热。此久积冷所致，故《金匮》所用附子温之。若小腹肿痞，按之痛如淋，小便自调，发热身无汗，复恶寒，脉迟紧，肿未成，可下之，当有血。洪数者，脓已成，不可下。

此内结热所成，故《金匮》有用大黄利之。甚者腹胀大，转侧闻水声，或绕脐生疮，脓从疮出者，有出脐中者，不治必死，惟大便下脓血者自愈。

一妇病少腹痞坚，小便或涩，或时汗出，或复恶寒。此肠痈也。脉滑而数，为脓已成。设脉迟紧，即为瘀血，惟血下则愈（此凭症脉也）。

《内经》载有息积病，此得之二三年，遍身微肿，续乃大肠与脐连日出脓，遂至不救，此亦肠痈之类。

肠痈作湿热积治，入风难治。《千金》谓妄治必杀人。《要略》以薏苡仁附子败毒散，《千金》以大黄牡丹汤，《三因》以薏苡仁汤，《千金》又有灸法，曲两肘头正肘锐骨灸百壮，下脓血而安。

一人伤寒逾月，既下，内热未已，胁及小腹偏左肿满，肉色不变。俚医为风矢所中，以膏摩之，月余，毒循宗筋流入睾丸，赤肿如瓠。翁诊关尺滑数且芤。曰：数脉不时见，当生恶疮，关芤为肠痈，用保生膏，外衣[1]以乳香，用硝黄作汤下之，脓如糜者五升许，明日再圊余脓而差（此凭脉症也）。

一妇肠中痛，大便自小便出，诊之芤脉见于关。此肠痈也。以云母膏作百丸，煎黄芪汤吞之，利脓数升而安。

一女腹痛，百方不应，脉滑数，时作热，腹微急，曰：痛病脉沉细，今滑数，此肠痈也。以云母膏一两，丸如梧桐子，以牛皮胶熔入酒中，并水吞之，饷时服尽，下脓血愈（此凭脉也）。

一人年逾五十，腹内隐痛，小便如淋，皮肤错纵而脉滑数。此肠痈也，滑数脓成。以广东牛皮胶酒熔化送太乙膏，脓下升许，更以排脓托里药及蜡矾丸而愈（此凭脉也）。

一妇产后小腹作痛，诸药不应，其脉滑数，此瘀血内溃为脓也。服瓜子仁汤（五十九）痛止，更以太乙膏而愈（此凭脉也）。

今人产后，多有此病，纵非痈毒，用之更效。有人脐出脓水，久而不愈，亦以前膏及蜡矾丸而痊。

一儿年十二，患腹胀，脐突颇锐。医谓肠痈，舍针脐无他法。翁曰：脐，神阙也，针刺当禁。况痈舍于内，惟当以汤丸攻之，进透脓散一剂，脓自溃。继以十奇汤下善应膏丸[2]，渐瘥（此凭症也）。

肺痈肺痿一百三十四

喘嗽气急胸满者，表散之。

---

〔1〕 外衣：原缺"外"字，据文渊本补。
〔2〕 丸：原本作"凡"，据文源本改。文渊本下有"而"字。

咳嗽发热者，和解之。

咳而胸膈隐痛，唾痰臭者，宜排脓。

喘急恍惚，疾盛者，宜平肺。

咳脓脉短者，宜补之。

肺痿，寸口脉数而虚。肺痿之候，久嗽不已，汗出过度，重亡津液，便如烂瓜，下如豕脂，小便数而不渴，渴者自愈，欲饮者差，此由多唾涎沫而无脓。

肺疽，寸口脉数而实。肺疽之候，口干喘满，咽燥而渴甚者，四肢微肿，咳唾脓血，或腥臭浊味，胸中隐隐微痛。候始萌则可救，脓成则多死。脉若微紧而数者，未有脓；紧甚而数者，已有脓。呕脓不止者，难治；久久如粳米粥者，亦难治。

脓自止者，自愈；其脉短而涩者，自痊；浮大者难治。面色常白反赤者，此火克金，皆不可治。

内疽皆因饮食之火，七情之火，相郁而发。饮食者阴受之，七情者脏腑受之。宜其发在腔子而向内，非干肠胃肓膜也。

肺痈先须发表。《千金》曰：咳唾脓血，其脉数实，或口中咳，胸中隐痛，脉反滑数者为肺痈。脉紧数为脓未成，紧去但数为脓已成。

《要略》先以小青龙汤一贴，以解表之风寒；然后以葶苈大枣泻肺汤、桔梗汤、苇叶汤，随症用之，以取脓。此治肿疡例也。终以黄昏汤，以补里之阴气。此治溃疡例也。

肺痈已破，入风者不治，或用太乙膏。凡服以搜风汤吐之，吐脓血如肺痈状，口臭，他方不应者，宜消风散，入男子发灰，清米饮下，两服可除。

一人喘咳，脉紧数，以小青龙汤一剂，表证已解，更以葶苈大枣汤喘止，乃以桔梗汤愈（此凭脉症也）。

一人咳嗽气急，胸膈胀满，睡卧不安。以葶苈散二服少愈，更桔梗汤差（此凭症也）。

一人咳嗽，项强气促，脉浮而紧，以参苏饮二剂少愈，更以桔梗汤四剂而安（此凭症脉也）。

一人咳嗽，胁胀满，咽干口燥，咳唾腥臭。以桔梗汤四剂而唾脓以排脓，数服而止，乃以补阴托里之剂而瘥（此凭症也）。

一人咳而脓不止，脉不退，诸药不应，甚危。用柘黄丸一服少愈，再服顿退，数服痊。溃者尤效（此凭症也）。

一妇唾脓，五心烦热，口干胸闷。以四顺散三剂少止，以排脓散数服而安（此凭症也）。

一人面白神劳，咳而胸膈隐痛，其脉滑数。予以为肺痈，欲用桔梗汤。不信，乃服表药，致咳嗽愈甚，唾痰腥臭始悟。乃服前汤四剂，咳嗽少止，又以四顺散四剂而脉静，更以托里药数剂而愈（此凭脉症也）。

大抵劳伤血气，则腠理不密，风邪乘肺，风热相搏，蕴结不散，必致喘嗽。若误[1]汗下过度，则津液重亡，遂成斯证。若寸脉数而虚者为肺痿，数而实者为肺疽。脉微紧而数者未有脓，紧甚而数者已有脓。唾脓自止者，脉短而面白者，易治；脓不止，脉洪大而面色赤者，不治。使其治早可救，脓成则无及矣。《金匮方论》热在上焦者，因咳为肺痿，得之或从汗出，或从呕吐，或从渴消，小便不利，或从便难，又被下药快利，重亡津液，故寸口脉数，其人燥咳，胸中隐隐而痛，脉反滑数，此为肺痈。咳唾脓血，其脉数虚者为肺痿，实者为肺痈。

一童气禀不足，患肺痈，唾脓腥臭，皮毛枯槁，脉浮，按之涩，更无力，治以钟乳粉汤（此凭症脉也）。

一弱人咳脓，日晡发热，夜间盗汗，脉浮数而紧。用人参五味汤数剂顿退，以紫菀茸汤月余而痊（此凭症也）。

一仆年逾三十，嗽久不愈，气壅不利睡卧，脓血甚虚，其主

---

〔1〕　若误：原本、文渊本作"若悟"，据文义改。

已弃矣。予以宁肺散一服少愈，又服而止大半，乃以宁肺汤数剂而痊。所谓有是病，必用是药，若泥前散性涩而不利，何以得愈？（此凭症也）

一人患肺痿，咳嗽喘急，吐痰腥臭，胸满咽干，脉洪数。用人参平肺散六剂及饮童便，诸症悉退，更以紫菀茸汤而愈（此凭脉症也）。

童便虽云专治火虚，常治疮疡肿焮疼痛，发热作渴及肺痿肺痈，发热口渴者尤效。

一妇患肺痿咳嗽，吐痰腥臭，日晡发热，脉数无力，治以地骨皮散，热止，更用人参养肺汤，月余而安（此凭脉症也）。

一人咳嗽喘急，发热烦躁，面赤咽痛，脉洪大。用黄连解毒汤（八）二剂少退，更以栀子汤（二百零九）四剂而安（此凭脉症也）。

一人春间咳嗽，唾脓腥秽，胸满气促，皮肤不泽，项强脉数。此肺疽也。盖肺系在项，肺伤则系伤，故牵引不能转侧；肺主皮毛，为气之本，肺伤不能摄气，故胁胀气促而皮肤纵。东垣云：肺疮脉微紧而数者，未成脓，紧甚而数者已有脓。其脉紧数，脓为已成，以参、芪、归、芎、白芷、贝母、知母、桔梗、防风、甘草、麦门、瓜蒌仁，兼以蜡矾丸及太乙膏，脓尽脉涩而愈。至冬脉复数。经曰：饮食劳倦伤脾，脾伤不能主肺；形寒饮冷伤肺，肺伤不能主肾；肾水不足则心火炽盛，故脉洪数。经曰：冬见心而莫治。果殁火旺之月。

一人年逾三十患咳嗽，项强气促，右寸脉数。此肺疽也。东垣云：风伤皮毛，热伤血脉，风热相搏，血气稽留于肺，变成疮疽。今脉滑，疽脓已成，以排脓托里之药及蜡矾丸，脉渐涩而愈（此凭脉症也）。

一人病胸膈壅满，昏不知人。予以杏仁、薏苡之剂灌之，立苏，继以升麻、黄芪、桔梗消其脓，逾月而愈。予所以知其病者，以阳明脉浮滑，阴脉不足也。浮为风，滑为血聚，始由风伤肺，故结聚客于肺；阴脉不足，过于宣逐也。诸气本于肺，肺气治则出入顺而菀陈除，故行其肺气而病自已（此凭症也）。

一人肾气素弱，咳唾痰涎，小便赤色，服肾气丸而愈（此凭症也）。

一疬妇咳而无痰，咽痛，日晡发热，脉浮数。先以甘桔汤少愈，后以地骨皮散而热退，更以肾气丸及八珍汤加柴胡、地骨皮而愈（此凭症脉也）。

丹溪云：咳而无痰者，乃火郁之证及痰郁火邪在中，用苦梗开之，下用补阴降火之剂，不已，则成劳嗽。此证不得志者多有之。又《原病式》瘦人腠理疏通而多汗，血液衰少而为燥，故为劳嗽之证也。

一人年前病肺痈，后又患咳嗽，头眩唾沫，饮食少思，小便频数，服解散化痰药不应，诊之脾肺二脉虚甚。予谓眩晕唾涎，属脾气不能上升；小便无度，乃肺气不得下制。内未成痈，宜投以加味理中汤，四剂诸症已退大半，更用钟乳粉汤而安（此凭脉也）。

河间曰：肺痿属热，如咳久肺痿，声哑声嘶，咯血，此属阴虚热甚然也。《本论》治肺痿，吐涎沫而不咳者，其人不渴，必遗尿，小便数，以上虚不能制下故也。此为肺中冷，必眩，多痰唾，用炙甘草、干姜。此属寒也。肺痿，涎唾多，心中温液。温液者，用炙甘草汤。此补虚劳也，与补阴大热不同，是皆宜分治。故肺痿又有寒热之异。

一人因劳，咳嗽不止，项强而痛，脉微紧而数。此肺痈也，尚未成脓，欲用托里益气药。彼不信，仍以发散药，以致血气愈虚，吐脓不止，竟致不救。

经云：肺内主气，外司皮毛。若肺气虚则腠理不密，皮毛不泽；肺受伤则皮毛错纵，故患肺痈、肺痿、肠痈者，致皮毛如此，以其气不能荣养而然也。亦有服表药见邪不解，仍复发表。殊不知邪不解者，非邪不能解，多因腠理不密而邪复入也。专用发表，则腠理愈虚，邪愈易入，反为败证矣。若诊其脉，邪在表者，只当和解而实腠理；乘虚复入者，亦当和解兼实腠理，故用托里益气之药。若小便赤涩，为肺热所传，短少为肺气虚。盖肺为母，肾为子，母虚不能生子故也。亦有小便频数者，亦为肺虚不能约制耳。

一人年逾四十，喘咳胁痛，胸满气促，右寸脉大。此风热蕴于肺也，尚未成疮，属有余之症，欲用泻白散（六十）。彼谓肺气素怯[1]，自服补药，喘嗽愈盛。两月后复请视，汗出如雨，喘而不休。此肺气已绝，安用治？果殁。

夫肺气充实，邪何从袭？邪气既入，则宜散之。故用泻白散，乃泻肺之邪气，邪气既去，真气自实。

一有患此吐脓，面赤脉大。予谓肺病脉宜涩，面宜白，今面赤脉大，火克金，不可治，果殁。

胃脘痈一百三十五

胃脘痈当候胃脉。人迎者，胃脉也。其脉沉细，气逆则甚，甚则热聚胃口而为痈。若脉洪数，脓已成；迟紧，虽脓未就，已有瘀血，宜急治之。否则邪毒内攻，腐烂肠胃，不可救也。宜射干汤。

射干去毛　栀子　赤茯苓　升麻各一两　赤芍两半　白术半两

上锉，水煎，入地黄汁一合，蜜半合，温服。芍药甘草汤，升麻汤随选用之。

---

〔1〕　怯：原本、文渊本作"祛"，据文义改。

脑疳一百三十六

一儿头患白疮，皮光且急，诸药不应。名曰脑疳疮，乃胎毒挟风热而成，服龙胆丸及吹芦荟末于鼻内，兼搽解毒散而愈。若重者，发结如穗，脑热如火，遍身汗出，囟肿胞高，尤当服此药。

肺疳一百三十七

一儿咳嗽喘逆，壮热恶寒，皮肤如粟，鼻痒流涕，咽喉不利，颐烂吐红，气胀毛焦，作利。名曰肺疳，以地黄清肺饮及化䘌丸治之而愈。

蛔疳一百三十八

一儿眉皱多啼，呕吐清沫，腹痛肚胀，筋青，唇口紫黑，肛门[1]作痒。名曰蛔疳，服大芦荟丸而愈。

脊疳一百三十九

有虫蚀脊膂，食热黄瘦，烦温下痢，拍背如鼓鸣，脊骨如锯齿，十指生疮，常啮。此脊疳也，亦宜大芦荟丸治之。

肾疳一百四十

一儿十岁患疮疥，久不愈，肌瘦，寒热时作，脑热足冷，滑

---

〔1〕 肛门：原本作"肚门"，文渊本同。据文义改。

泻肚痛，龈烂口臭，干揭，爪黑面鼋。此肾疳也，服六味地黄丸，更搽解毒散而愈。

鬼击一百四十一

一人被鬼击，身有青痕作痛，以金银花煎汤饮之即愈。

历节风一百四十二

一妇患疠，寒热焮痛，服人参败毒散，翌日遍身作痛，不能转侧。彼云素有此疾，每发痛至月余自止，服药不应。妇人体虚，因受风邪之气，随血而行，淫溢皮肤，卒然掣痛，游走无常，名曰历节风，治以四生丸而愈（此凭脉也）。

一宜人先两膝，后至遍身骨节皆痛，脉迟缓。用羌活胜湿汤及荆防败毒散（七）加渗湿药不应，次以附子八物汤（七十四）一剂悉退，再服而愈（此凭脉也）。

若脉洪数而痛者，宜人参败毒散（六十四）。有毒自手足起至遍身作痛，或颈项结核如贯珠，此风湿流气之症，宜加减小续命及独活寄生汤（七十六）。

一人年逾五十，筋骨痿软，卧床五年，遍身瘙痒，午后尤甚，治以生血药，痒渐愈，痿少可，更以加味四斤丸治之，调理谨守，年余而痊（此凭症也）。

或曰：热淫于内，药用温补，何也？盖因血衰弱不能养筋，筋缓不能自持。阳燥热淫于内，宜养阳滋阴，阳实则水升火降矣。

疮疥一百四十三

瘙痒或脓水浸淫者，消风除湿。

痒痛无脓者，祛风润燥。

瘙痒或疼，午后尤甚者，益阴降火。

焮痛，大便秘涩者，滋阴泻火。

搔起白屑，耳作蝉鸣者，祛风清热。

一妇患此作痒，脓水不止，脉浮无力。以消风散（八十）四剂少愈，再四生丸（八十六）月余而平（此凭症脉也）。

一人痒少痛多，无脓水。以芩、连、荆、防、山栀、薄荷、芍药、归身治之而愈（此凭症也）。

一妇作痒，午后尤甚。以当归饮子数剂少愈，更以人参荆芥散数剂而安（此凭症脉也）。

一人久而不愈，搔起白屑，耳作蝉声。以四生散数服痒止，更以当归饮子数剂而痊（此凭症也）。

一人下体居多焮痛，日晡尤甚，腿腕筋紫而胀。就于紫处刺去瘀血，以四物加芩连四剂而安。在上体若臂腕筋紫胀，亦宜刺去其血，以前汤加柴胡黄芩即愈（此凭症也）。

一人搔痒成疮，日晡痛甚。以四物加芩、连、荆、防数剂而止，更以四物加蒺藜、何首乌、黄芪二十剂而愈（此凭症也）。

一人头目昏眩，皮肤瘙痒，搔破成疮。以八风散治之而愈。

一人患疮疥多在两足，午后痛甚，腿腕筋紫而胀，脉洪大。此血热也。于紫处砭去毒血，更以四物加芩、连、柴胡、地骨皮而愈（此凭脉症也）。如手臂有疮，臂腕筋紫，亦宜砭之。老弱人患此作痛，须补中益气汤加凉血药。

一儿周岁，先头患疮疥，渐至遍身，久而不愈。用四物汤（九）加防风、黄芩、升麻，外搽毒药散，月余而愈（此凭症也）。

一小儿疮毒不愈，或愈而复发，皆因母食炙煿辛辣，或有热，宜先治母热。若小儿不能服药者，就于母药中加漏芦煎服，儿疮亦愈。

一儿头面生疮数枚作痒，疮痂积累。名曰粘疮，以枯矾、黄丹等份，麻油调搽，更服败毒散而愈（此凭症也）。

一人腿生湿疮，数年不愈，尺脉轻诊似大，重诊无力。此肾虚风邪袭之而然，名曰肾脏风疮。以四生散治之。彼不信，自服芩连等药，遂致气血日弱，脓水愈多，形症愈惫。迨二年，复请予治，仍用前药而愈（此凭症脉也）。

夫肢体有上下，脏腑有虚实。世人但知苦寒之药能消疮毒，不知肾脏风因肾不足所致。遂以蒺藜为主，黄芪为臣，白附子、独活为佐使。再若服败毒等药，则愈耗元气，促之死矣。

一人㿔痛发热，脉浮数。以人参败毒散（六十四）四剂少愈，更以当归饮子数剂而愈（此凭脉症也）。

一人遍身作痒，搔破成疮出水，脉浮数。此手足阳明经风热所致。以人参败毒对四物汤加芩连，外以松香一两，枯矾五钱，轻粉三钱为末，麻油调敷，月余而愈（此凭症脉）。

一儿头面胸腹患水疮数枚，溃而成疮。此风邪乘于皮肤也，名曰㿔疮。饮荆防败毒散（七），更以牛粪烧存性，为末敷之而愈（此凭症也）。

㿔疽为患最毒，形如粟许，大者如栗，患无常处，多在手指，溃而出血，用南星、半夏、白芷末敷之。重者见骨，或狂言烦闷。

一儿鼻下生疮，不时揉擦，延及两耳，诸药不效。服芦荟丸，搽松香、绿豆末而愈。

一人湿热下注，两腿生疮。以人参败毒散加苍术、黄柏服之，外贴金黄散（此凭症也）。

一人㿔痛，寒热便秘，脉数有力，以防风通圣散二剂少愈，更荆防败毒散（七）加黄芩、山栀，四剂而愈（此凭症也）。

有患此但脉沉实，以前药加大黄渐愈，再服人参毒散而平（此凭脉也）。

一僧患疮疥自用雄黄、艾叶等药，燃于被中熏之，翌日遍身焮肿，皮破水出，饮食不入。予投以解药不应而死。

又有患此久而不愈。以船板灰存性一两，轻粉三钱为末，麻油调贴，更以知母、黄柏、防己、龙胆、茯苓、归、芎、芪、术服之而愈。

大凡下部生疮，虽属湿热，未有不因脾肾虚而得之。

一人两腿生疮，每服败毒散则饮食无味，反增肿胀。此脾虚湿热下注也。以六君子加苍术、升麻、酒炒芍药服之，以黄蜡、麻油各一两、轻粉三钱为膏贴之而愈（此凭症也）。

两腿生疮作痛，或遍身作痛，用当归拈痛汤甚效。

一人年逾五十，两臁生疮，日久不愈，饮食失节，或劳苦，或服渗利消毒之剂愈盛，脾脉大无力。此脾虚兼湿热也。用补中益气汤数剂少愈，更六君子加苍术、升麻、神曲治之而愈（此凭症也）。

大凡下部生疮，焮痛或发寒热，或脚气肿痛，以人参败毒散加槟榔、紫苏、苍术、黄柏并效；久不愈，以四物汤（九）治之，愈后以补肾丸补之，庶不再发。

臁疮方　乳香、没药、水银、当归各半两，川芎、贝母、黄丹各二钱半，真麻油五两，除黄丹、水银，将余药同香油熬黑色，去渣，下黄丹、水银，又煎黑色，桃柳枝搅成膏，油纸摊贴。

又方　龙骨生用、血竭、赤石脂各一两，头发如指大、黄蜡、白胶香各一两，香油不拘多少，煎发三五沸，去发入蜡、白胶，再以龙骨、血竭、石脂搅匀，安水盆中，候冷，磁器盛。每用捻作薄片，贴疮口，外贴竹箬，三日后番过再贴，仍服活血药。

又方　用砂糖水煎冬青叶三五沸，捞起，石压平，贴疮，日换二次。

又方　头垢烧灰，和枣肉捣膏，先以葱椒叶煎汤洗净，用轻粉糁上，却以前膏伞纸摊贴之。

又方　地骨皮一两，甘草节半两，入香油熬熟，去渣，入黄丹一两半，白蜡半两，紧火熬黑提起，白纸摊贴，次用醋煎，冬青叶摊药贴之。

冻疮　用煎熟桐油调密陀僧末敷。

牛皮癣　用牛胆调烧酒敷之。

诸疮痛不可忍者，用苦寒药黄连、黄芩，详上下及引经药则可。又云：诸疮以黄连、当归为君，连翘、甘草、黄芩为佐，在下者加黄柏。

若禀受壮盛，宜四物汤（九）加大承气下之。

若性急黑瘦血热之人疮痛，宜四物加芩、连、大力子、甘草。

若肥胖人疮痛，乃湿热也，宜羌活、防风、荆芥、白芷、苍术、连翘，取其风能胜湿也。

在上者多通圣散，在下多须用下敷药。

脓窠，治热燥湿为主，无名异；松皮炭亦主脓；干疥开郁为主，吴茱萸；肿多者加白芷开郁；干痒出血多者，加大黄、黄连、猪脂调敷；湿多者油调敷，痒多加枯矾，痛多加白芷、方解石；定痒杀虫用蛇床。

虫疮如癣状，退热杀虫为主，用芜荑、黑狗脊、白矾、雄黄、硫黄、水银、樟脑、松香。虫多加藜芦、斑蝥或锡灰、槟榔，红色加黄丹，青色加青黛，头上疮加黄连、方解石，阴囊疮加茱萸。脚肿出血，分湿热用药。

脓疱疮　治热为主。黄连、黄芩、大黄各三钱，蛇床、寒水石各三两，黄丹五分，白矾一钱，无名异少许，炒，白芷、轻粉、木香少许，痛者用，为末，油调敷。

沙疮　芜荑、寒水石各二钱，剪草、吴茱萸、黄柏、枯矾各一钱，苍术、厚朴、雄黄各五分，轻粉十贴，上为末，油调敷。

又方　芜荑、枯矾、软石膏、大黄、樟脑，上为末，先洗去疮痂，油调敷。

一上散

雄黄　硫黄各三钱半　寒水石　白胶香　黑狗脊　蛇床各一两黄连　枯矾各五钱　吴茱萸三钱　斑蝥十四个，去翅足

上除硫黄、雄黄、寒水石，另研为粉外，余皆研极细末，次以斑蝥同余药研匀，先洗疮，令汤透去痂，用腊猪油手心中擦热，鼻中嗅二三次，即擦疮上，一上即愈。如痛甚肿满高处，加寒水石一倍；如不苦痒，只加狗脊，微痒只加蛇床；有虫加雄黄，如喜火炙汤炮加硫黄。只嗅不已，亦可愈也。

疥疮　春天发者，开郁为主。吴茱萸、白矾各二钱，樟脑五分，轻粉十盏，寒水石二钱半，蛇床三钱，黄柏、大黄、硫黄各一钱，槟榔一个，为末，油调，莫抓破，敷。

小儿头疮　川芎、片芩、酒炒白芍、陈皮各半两，酒归、酒白术各半两，天麻酒洗，苍术、苍耳各七钱半，酒柏、酒粉草各四钱，防风三钱，为末，水荡起，煎服，日四五次，服后睡片时。

又方　腊猪油半生半熟，雄黄、水银等份，为末，洗净疮，敷上。

小儿癞头并身癞　松皮烧灰，白胶香、枯矾、大黄、黄柏为末，熟油调敷。

耳后月蚀疮　黄连、枯矾为末敷。

小儿疮　牙皂去皮，胡椒些少，枯矾、轻粉、樟脑，为末，柏烛油调搽，七日如樱桃脓窠，乃去椒。

小儿秃头　通圣散酒制，取大黄另用酒炒，入研为末，再仍通用酒拌焙干，每服一钱，水煎，频服，用白炭烧红淬长流水令热，洗之，外用胡荽子、伏龙肝、梁上尘、黄连、白矾为末，油调敷。

又方　松树厚皮烧炭，二两，黄丹水飞，一两，寒水石一两，细研，枯矾、黄连、大黄各半两，白胶香熬，飞倾石上，二两，轻粉四盏，或云

一分，上为末，先洗去疮痂，熬熟油调敷。

癣疮　用防风通圣散，去硝黄加浮萍、皂角刺。

又方　浮萍一两，苍耳、苍术各二两，苦参一两半，黄芩半两，香附二钱半，为末，酒糊丸。

敷药　先用洗药，后上敷药，芦荟、大黄、轻粉、雄黄、蛇床、槟榔、槿树皮。上为末，先刮癣，用米醋调涂。又方，芦荟三盛，巴豆去壳，十四粒，白蜡、萆麻子去壳，十四粒，斑螯七个，去翅足。上用香油二两，熬巴豆、萆麻、斑螯三药，以黑为度，去粗入蜡，并芦荟末在内，用磁罐盛贮。微微刮癣令破，以油涂上，过夜略肿而愈。

洗药　紫苏、樟树、苍耳、浮萍煎汤洗，先洗后上敷药。

诸虫伤一百四十四附犬蛇伤

一人被犬伤，痛甚恶，令急吮去毒血，隔蒜灸患处数壮，痛即止，更贴太乙膏，服玉真散而愈。

一人风犬所伤，牙关紧急，不省人事。紧针患处出毒血，隔蒜灸良久而醒，用太乙膏封贴，饮玉真散二服，少苏，更以解毒散（一百一十）二服而痊。若患重者，须先以苏合香丸灌之，后进汤药。

《针灸经》云：外丘穴治狾犬，即疯犬所伤，发寒热，速灸三壮，更灸患处，立愈。春末夏初，狂犬咬人，待过百日得安，终身禁犬肉、蚕蛹，食此即发，不可救也。宜先去恶血，灸咬处十壮，明日以后，日灸一壮，百日乃止，忌酒七日，捣韭汁一二盏。狂犬伤，令人吮去恶血，灸百壮效。

治蛇入七窍，急以艾灸蛇尾。又法以刀破蛇尾少许，入花椒七粒，蛇自出，即用雄黄、朱砂末煎人参汤调灌之，内毒即解。山居人被蛇伤，急用溺洗患处，拭干，以艾灸之，大效。又方：

独头大蒜切片置患处，以艾于蒜上灸之，每三壮换蒜，效。

一人被蝎螫手，痛彻心，顷刻焮痛至腋，寒热拘急，头痛恶心。此邪正二气相搏而然。以飞龙夺命丹涂患处，及服止痛之药，俱不应，乃隔蒜灸之，遂愈。

后有被螫，如前灸之，痛即止。

一人蜈蚣伤指，亦用前法而愈。

凡蛇毒之类所伤，依此疗之并效。本草谓蒜疗疮毒有回生之功。

一猎户腿被狼咬痛甚，治以乳香定痛散不应。予思至阴之下，气血凝结，药力难达。令隔蒜灸至五十余壮，痛去，仍以托里药及膏药贴之，愈。

一人被斗犬伤腿，顷间焮痛至股，翌日牙关紧急。用玉真散不应，隔蒜灸三十余壮而苏，仍以玉真散（一百二十三）及托里消毒药而愈。

诸虫伤：白矾一块，于端午日自早晒至晚收贮，用时旋为末，水调搽患处，痛即止。

误吞水蛭一百四十五

一人腹痛，食热则甚，诸药不应，半年后复加肿胀，面色痿黄。脉不洪滑，非痈也。询之始因渴甚，俯饮涧水，意其误吞水蛭，令取黄泥为丸，空心用水送下百丸，果下蛭而愈。

一儿因跌沟中腹痛，服惊积等药不应，亦依前症疗之，愈。

虫入耳一百四十六

一人睡间有虫入耳，痛瞀。将生姜擦猫鼻，其尿自出，取尿滴耳内，虫出。

一人耳内生疮，不时作痛，欲死，痛止如故。脉皆安静，非疮也。话间痛忽作，予意有虫入耳，急取猫尿滴耳，果出一臭虫，不复痛。或用麻油滴之，则虫死难出。

或炒脂麻枕之，则虫亦出，但不及猫尿速也。

血风疮一百四十七 附阴疮、阴肿、阴挺，附麦饭石膏〔1〕

脉浮者，祛风为主，益气佐之。

脉涩者，祛风为主，养血佐之。

脉浮而涩者，祛风养气血。

一妇患此作痒，五心烦热。以逍遥数剂而止，更人参荆芥散二十余剂而愈。

一妇遍身作痒，秋冬尤甚，脉浮数，饮消风散，敷蛇床子散，数月顿愈。

一妇遍身赤色，拨破成疮，脓出不止。以当归饮子及蛇床子散而愈。

一老妇遍身作痒，午前益甚。以四君子加荆、防、芎、归而安。

一妇洗头，致头患肿兼痒。以人参荆芥散数剂而愈。

一妇作痒成疮，久而患处仍痒，搔起白屑。以四生散数服痒止，以人参荆芥散二十余剂而愈。

一人遍身瘙痒，诸药不应，脉浮，按之而涩。以生血药为主，间以益气，百贴而愈（此凭脉也）。

一儿瘾疹，瘙痒发热不安。以消风散治之。

一儿亦患此，咳嗽时呕。以葛根橘皮汤并愈。

一妇生风瘑似癣，三年不愈，五心烦热，脉洪，按之则涩。

---

〔1〕 附阴疮、阴肿、阴挺，附麦饭石膏：原本无，据下文及目录补。

此血虚证也。以生血为主，风药佐之。若专攻风毒，则血愈虚而热愈炽，血被煎熬则发瘰疬，或为怯证。遂以逍遥散（二十三）数剂，及人参荆芥散（七十九）二十余剂而愈（此凭脉症也）。

一妇遍身瘙痒，秋冬则剧，脉浮数。此风邪客于皮肤，名曰血风疹。饮消风散，及搽蛇床子散少可，更以四物汤加荆防数剂而愈（此凭脉症也）。

又一妇患此，夏月尤甚，脉洪大，用何首乌散（八十一）。

一妇患赤瘢瘙痒，搔破成疮，出水，久而不愈。内服当归饮，外搽蛇床子散并愈（此凭症也）。

一妇亦患此，诸药不应，以四生散数服而愈。

大抵妇人体虚，风邪客于皮肤则成白疹，寒湿客于肌肉，郁热而为赤疹。色虽有异，治法颇同。凡人汗出不可露卧及浴。经曰：汗出见湿，乃生痤痱。雷公云：遍身风疹，酒调生柏。予用屡验。

一人每至秋冬，遍身发红点如瘢，作痒。此寒气收敛腠理，阳气不得发越，怫郁内作也，宜人参败毒散解散表邪，再以补中益气汤实表益气。彼以为热毒，自用凉药，愈盛。复请，仍用前汤加茯苓、半夏、羌活四剂，更用补中益气汤而愈（此凭症也）。

河间曰：疮肿因内热外虚，风湿所乘。盖肺主皮毛，脾主肌肉，肺气虚则腠理开，为风湿所乘，脾气湿而内热，则生疮也。肿者，由寒热毒气客于经络，使血涩壅结成肿。风邪内作者，则无头无根；血气相搏作者，则头有根。赤核肿则风热流会。疮以痛为实，痒为虚。虚非为寒，乃热之微甚也。

麦饭石膏治诸般痈疽神效。

附：麦饭石膏不拘多少，炭火煅至红，以好米醋淬之，如此煅淬十数次，研为末，重罗去粗者，取细末，入乳钵，数人更递研五七日，如面极细为妙。白蔹，研为细末。鹿角，不用自蜕者，须择带脑顶骨全者，却是生取之角，截作二三寸长，炭火烧令烟尽，研罗如末，再入乳钵，更递研令极细。

上用麦饭石膏细末二两，白蔹末二两，鹿角灰四两，最要研得极细，方有效。粗则反致甚痛，细则大能止痛，收口排脓（精粗之异如此）。和合量药末多寡，用经年好米醋入银石器内，熬令鱼眼沸，却旋又入药末，用竹篦子不住手搅，熬一二时久，令稀稠得所，提出以磁器盛之，候冷，以纸盖覆，勿令著尘。用时先以猪蹄汤洗去脓血，以故帛挹干，鹅翎蘸膏涂敷四围。凡有赤处尽涂之，但留中心一口如钱大，未溃能令内消，已溃则排脓如湍水，逐日疮口收敛。疮久肌肉腐烂，筋骨出露，用旧布片涂药贴疮。但内膜不穿，亦能取安。洗疮勿可手触嫩肉，亦不可口气吹着。合药亦忌腋气之人，及月经有孕妇人见之。再可熬好米醋一大碗，收磁器内，候逐日用药于疮上，久则药干，以鹅翎点醋拂湿其药，勿令绷也。初则一日一洗一换药，十日后，两日一换。古方云：麦饭石颜色黄白类麦饭，曾作磨者尤佳。

按：麦饭石不可作磨，状如麦饭团生粒点，如无此石，可以旧面家磨近齿处石代之，取其有麦性故也。或溪中寻白石如豆如米大者，即是也。其石大小不等，或如拳，如鹅卵，略如握聚一团麦饭。

古之吕西华秘传此方，虽在至亲，亦不可得。裴员外之以名第，河南尹胁之以重刑，吕宁守死不传。君子责其存心虽隘，尚可恕也。近世医者，每见已效之方，设为诡诈之术，使人勿复用之，其罪不容诛矣。常有赵尹来宰龙泉，速于赴任，单骑兼程，到任未几，鼻衄大作，日出血数升，有医教服藕汁地黄膏。赵曰：往年因劳感热而骤得此，寻叩名医，服药遂愈。临分袂时，医者嘱云，疾若再作，不可轻信医者，服生地黄、藕汁，冰冷脾胃，无复可疗。因此半月间易数医无效。前医遂密制藕汁地黄膏进之，即愈。赵问蒙惠药与吾初衄时所服之药，气味相似，得非方同乎？医曰：即日前所献藕汁地黄膏也。赵惊叹曰：医乃诡谋以误我耶，早信此方，不受苦许久。

补遗

痈疖一百四十八

些小痈疖，方结未成，不可贴膏药。取生鹿角尖于砂盆内，同老米醋浓磨，以鹅翎涂拂疖之四围，当中留一口，遇干再涂，一二日即内消。

又方　用吴茱萸微炒为细末，鸡子清调涂病处，神效。

些小痈疖，疼痛发热时，用生粉草节，不炙不焙，只日晒干无日，于焙笼盖上，微火焙干，研为细末，热酒调服一二钱，连追数服，痛热皆止。微觉恶寒，似欲发背，或已生疮肿瘾疹，以硝石三两，暖水一升，和令消，待冷，取故青布沓三重于赤处，方圆湿布揾之，热则频易，立差。

发背及诸痈毒一百四十九

黑铅一片，甘草三两，微炙、锉，用酒一斗，置磁瓶中，然后熔铅投酒中，却出酒，另以瓶盛，取出铅依前熔投，如此者九度，并甘草去之，只用酒，令病人饮醉，寝则愈。

又方　甘草三两，生捣为末，大麦面九两，大盘中搅和令匀，取上好酥少许，别捻入药，令匀，百沸水搜作饼，方圆大于疮一分，热敷肿上，以细片及故纸隔令通气，冷则换之。已成脓自出，未成脓便内消。

发背欲死一百五十

取冬瓜截去头，合疮上，瓜当烂，截去更合之，瓜未尽，疮已敛小矣，即用膏养之。

又方　取独头大蒜，两头细捣，以麻油和研，厚敷疮上，干即易。或以苎根烂捣敷之数易。

石痈坚如石不作脓者一百五十一

生商陆根捣烂搽之，燥则易。

乳硬欲结脓一百五十二

以鹿角于臼内磨取白汁涂之，干又涂，不得近手，并令人嗍去黄水，一日许即散。

痈疖欲愈必痒又治肾脏湿痒一百五十三

一人髀上生疖数日，疮口欲合，四边痒甚，以绵帛蘸汤熨洗，甚快，再痒，再熨，觉倦。医云洗熨最损人气血，或至眩绝，于是取盐于四缘遍擦，觉疮内外清凉，更不复痒，如或痒甚则重擦，随其轻重，盐入疮内亦无害。

刀伤磕损血不止一百五十四

一人磕损大指甲，离肉血淋，急取葱白煨烂，乘热缚定，痛与血随止，葱冷再易。

一匠斧伤脚跟，乘急用泥塞，延后攻注，肿盛发寒热。遂令
剔去旧土，使血再出，却用煨葱白敷之，不移时痛住血止。又遇
杀伤，气偶未绝，急令取葱白锅内炒热，以敷伤处，继而呻吟，
再易已无事矣。无葱白，用叶亦可，只要炒热为上，时易为佳。
若伤多煨炮不及，但以干锅且烙且杵，令涎出葱热，用之妙。

外科理例附方

一、托里温中汤

治疮为寒变而内陷者，脓出消解，皮肤凉，心下痞满，肠鸣切痛，大便微溏，食即呕，气短，吃呃不绝，不得安卧，时发昏愦。

丁香　沉香　茴香　益智仁　陈皮　木香　羌活　干姜炮，各一钱　甘草炙　附子炮，去皮脐，各二钱

作一剂，水二钟，姜三片，煎八分，不拘时服。

二、六君子汤

治一切脾胃不健，或胸膈不利，饮食少思，或作呕，或食不化，或膨胀，大便不实，面色痿黄，四肢倦怠。

人参　白术炒　茯苓　半夏姜制　陈皮各一钱　甘草炙，五分

作一剂，水二钟，姜三片，煎八分，不拘时服。

三、内疏黄连汤—名黄连内疏汤

治疮疡肿硬，发热作呕，大便秘涩，烦躁，饮冷，呕哕，心烦，脉沉实。此邪在脏也。急服以内除之，使邪不得犯经络。

黄连　山栀子　当归酒拌　芍药　木香　槟榔　黄芩　薄荷　桔梗　甘草各一钱　连翘　大黄炒，各一钱

作一剂，水二钟，煎八分，食前服。

四、十宣散

治疮疡，脉缓涩，身倦怠，恶寒，或脉弦或紧细者，皆宜用之。散风寒，助阳气也。

人参　当归酒拌　黄芪盐水拌炒，各一钱　甘草　白芷　川芎　桔梗炒，各一钱　厚朴姜汁制炒，五分　防风　肉桂各三分。

作一剂，水二钟，煎八分，服。

五、小柴胡汤

治瘰疬，乳痈，便毒，下疳，及肝经分一切疮疡，发热，潮热或饮食少思。

半夏姜制，一钱　柴胡二钱　黄芩炒，二钱　人参一钱　甘草炙，五分

作一剂，水二钟，姜三片，煎八分，食远服。

六、防风通圣散

治一切风热，积毒，疮肿，发热，便秘，表里俱实者。

芍药炒　芒硝　滑石煅　川芎　当归酒拌　桔梗　石膏煅　荆芥　麻黄各四分半　薄荷　大黄煨　山栀炒　白术炒　连翘　甘草炙　防风　黄芩炒，各五分

作一剂，水二钟，煎八分，服。

七、荆防败毒散

治一切疮疡，时毒，肿痛，发热，左手脉浮数。

荆芥　防风　人参　羌活　独活　前胡　柴胡　桔梗　枳壳　茯苓　川芎　甘草各一钱　即人参败毒散加荆芥、防风。

作一剂，水二钟，煎八分，食远服。

八、黄连解毒汤

治积热，疮疡焮肿，作痛烦躁，饮冷，脉洪数，或口舌生疮或疫毒发狂。

黄芩　黄柏炒　黄连炒　山栀各一钱半

作一剂，水二钟，煎七分，热服。

九、四物汤

治一切血虚，或发热之证。

当归酒拌　川芎各一钱　芍药炒　生地一钱

作一剂，水二钟，煎八分，食远服。

加四君汤，即八物汤，又名八珍汤，治证详见于后。

十、大黄牡丹汤

大黄四两　牡丹皮三两　芒硝二两　桃仁五十个

每服五钱，水煎服。

十一、隔蒜灸法

治一切疮毒，大痛或不痛，或麻木。如痛者灸至不痛，不痛者灸至痛，其毒随而散。盖火以畅达，拔引郁毒。此从治之法也，有回生之功。

大蒜去皮，切三文铜钱厚，安疮头上，用艾壮于蒜上灸之三壮，换蒜复灸。未成者即消，已成者亦杀其大势，不能为害。若疮大，用蒜捣烂摊患处，将艾铺上烧之，蒜败再换，如不痛或不作脓及不发起，或阴疮，尤宜多灸。

十二、清凉饮

治疮积热烦躁，饮冷焮痛，脉实，大小便秘涩。

大黄炒　赤芍　当归　甘草各二钱

水二钟，煎八分，食前服。

十三、十全大补汤

治疮溃脓清，或不溃不敛，皆由元气虚弱，不能营运。服此生血气，壮脾胃，兼补诸虚，及溃疡发热，或恶寒，或作痛，或脓多，或自汗盗汗，及流注、瘰疬、便毒，久不作脓或脓成不溃而不敛。若血气不足，结肿未成脓者，加枳壳、香附、连翘服之，自消。

人参　肉桂　地黄酒蒸焙　川芎　白芍炒　茯苓　白术炒　黄芪盐水拌炒　当归酒拌，各一钱　甘草炙，五分

作一剂，水二钟，姜三片，枣二枚，煎八分，食前服。

十四、八珍汤

调和荣卫，顺理阴阳，滋养血气，进饮食，退虚热。此气血虚乏大[1]药也。

当归酒拌　川芎　芍药炒　熟芐酒拌　人参　白术炒　茯苓各一钱　甘草炙，五分

---

〔1〕　大：文渊本作"文"，可参。

水二钟，姜三片，枣二枚，煎八分，食前服。

十五、加味十全大补汤

人参　肉桂　地黄　川芎　白芍药　茯苓　白术　黄芪　甘
草　当归　乌药　香附各等份

姜枣水煎，空心温服，每剂一两。

十六、补中益气汤

治疮疡元气不足，四肢倦怠，口干发热，饮食无味，或饮食
失节，或劳倦身热，脉洪大无力，或头痛，或恶寒自汗，或气高
而喘，身热而烦。

黄芪炙，一钱半　甘草炙　人参　当归酒拌　白术炒，各一钱　升
麻　柴胡　陈皮各三分

水二钟，姜二片，枣二枚，煎一钟，空心服。

十七、圣愈汤

治疮疡脓水出多，或金疮出血，心烦不安，睡卧不宁，或五
心烦热。

地黄酒拌蒸半日　生地黄酒拌　川芎　人参各五钱　当归酒拌
黄芪盐水浸炒，各一钱

水二钟，煎八分，食远服。

十八、人参养荣汤

治溃疡发热，或恶寒，或四肢倦怠，肌肉消瘦，面色痿黄，
呼吸[1]短气，饮食无味，或气血原不足，不能收敛。若大疮愈
后，服之不变他病。

白芍一钱五分　人参　陈皮　黄芪蜜炙　桂心　当归酒拌　白
术　甘草炙，各一钱　熟饯酒拌　五味子炒捣碎　茯苓各一钱半　远志
去心炒，五分

水二钟，姜三片，枣一枚，煎八分，食前服。

---

〔1〕　呼吸：原作"吸吸"，据文渊本改。

十九、归脾汤

治思虑伤脾，不能统摄心血，以致妄行或吐血下血，或健忘怔忡，惊悸少寐，或心脾作痛。

茯神　白术　人参　黄芪蜜炙　龙眼肉　酸枣仁蒸，各一钱　木香各三分　甘草炙，一分半

水一钟，姜一片，枣一枚，煎六分，食远并临卧服。

二十、远志酒

远志不拘多少，泔浸洗去土，捶去心

上为末，每三钱，用酒一盏调，迟少顷，澄清饮之，以滓敷患处。治女人乳痈尤效。

二十一、黄芪建中汤

黄芪蜜制　肉桂去皮，各三两　甘草炙，二两　白芍[1]

每服一两姜枣，水煎服。

二十二、内补黄芪汤

黄芪炙　麦门冬各一两　熟地黄　人参　茯苓　甘草炙，各七分　白芍　川芎　官桂　远志[2]

每服一两姜枣，水煎服。

二十三、逍遥散

治妇人血虚，五心烦热，肢体痛，头昏重，心忪，颊赤，口燥咽干，发热，盗汗，食少，嗜卧及血弱荣卫不调，痰嗽潮热，肌体羸瘦，渐成骨蒸。

当归酒拌　芍药　茯苓　白术炒　柴胡各一钱　甘草七分

水二钟，煎八分，食远服。

二十四、柏子丸

治月经短少，渐至不通，手足骨肉烦疼，日渐羸瘦，渐生潮

----

〔1〕　白芍：诸本缺用量。

〔2〕　远志：以上四味药诸本皆缺用量。

热，其脉微数。此由阴虚血弱，阳往乘之，少水不能胜盛火，火逼水涸，亡津液。当养血益阴，慎毋以毒药通之，宜此丸与泽兰汤主之。

柏子仁_{炒研}　牛膝_{酒拌}　卷柏_{各半两}　泽兰叶　续断_{各二两}　地黄_{三两，酒拌蒸半日杵膏}

上为末，入地黄膏，加炼蜜丸梧子大，每服三十丸，空心米饮下。

二十五、泽兰汤

治症同前。

泽兰叶_{三两}　当归_{酒拌}　芍药_{炒，各一两}　甘草_{五钱}

上为粗末，每服五钱，水二钟，煎一钟，去滓温服。

二十六、连翘消毒散_{即凉膈散}

治积热，疮疡焮痛_{发热烦渴，大便秘，及咽喉肿痛或生疮毒}。

连翘_{一两}　山栀子　大黄　薄荷叶　黄芩_{各五钱}　甘草_{一两五钱}朴硝_{二钱半}

每服一两，水煎温服。

二十七、理中汤

治脾胃不健，饮食少思，或作呕，伤寒及肚腹作痛。

人参　干姜_炮　甘草_炙　白术_{炒，各钱半}

水一钟，煎五分，食远服。

二十八、二神丸

治脾肾俱虚，侵晨作泻，或饮食少思，或食而不化，或作呕，或久泻不止。如脾经有湿，大便不实者，神效。

一人年逾四十，遍身发肿，腹胀如鼓，甚危，诸药不应。用此数服，饮食顿进，其肿渐消，兼以除湿健脾之剂而愈。

破故纸_{四两，炒}　肉豆蔻_{二两，生用}

上为末，用大红枣四十九枚，生姜四两切碎，同枣用水煎熟，去姜，取枣肉和药丸梧子大，每服五十丸，空心盐汤送下。

二十九、竹叶黄芪汤

淡竹叶二钱　生苄　麦门冬去心　黄芪炙　当归酒拌　川芎　甘草　黄芩炒姜制　芍药　人参　半夏　石膏煅,各一两

水二钟，煎八分，食远服。

三十、黄芪六一汤

治溃后作渴，必发痈疽，宜常服此，可免。

绵黄芪六两,一半生焙,一半盐水润,磁器饭上蒸三次,焙干　甘草一两,半生半炙

每锉一两，水二钟，煎八分，食远服。或为末，每服二钱，早晨日午，白汤调服更妙，加人参尤效。

三十一、七味白术散

白术　茯苓去皮　人参各半两　甘草炙,一两半　木香二钱半　藿香半两　葛根一两

上为末，每服五钱，白汤调下。

三十二、猪蹄汤

消肿毒，去恶肉，润疮口，止痛。

白芷　黄芩　当归　羌活　赤芍　露蜂房蜂儿多者佳　生甘草各五钱

用猪蹄一双，水四五碗，煮熟去油滓，取清汤入前药煎数沸，去滓温洗，以膏药贴之。

三十三、复元活血汤

治坠堕或打扑，瘀血流于胁下作痛，或小腹作痛，或痞闷及便毒，初起肿痛。

柴胡钱半　天花粉　当归酒拌,各一钱　红花　甘草各七分　川山甲一钱[1]　大黄酒拌炒,三钱　桃仁二十粒,去皮尖,酒浸研

---

〔1〕　一钱：此前原衍"各"字，据文义删。

水二钟，煎一钟，食前服。

三十四、桃仁承气汤

治伤损，瘀血停滞，腹痛发热，或发狂，或便毒，痈肿疼痛，便秘发热，用此通之。

桃仁五十粒，去皮尖　桂枝　芒硝　甘草炙，各一钱　大黄二钱

水二钟，煎一钟，空心服。

三十五、当归地黄汤

治破伤风，气血俱虚，发热头痛。服此养血气，祛风邪，不拘新旧并治之。

当归酒拌　地黄酒拌　芍药　川芎　藁本　防风　白芷各一钱
细辛五分

三十六、补真丸

肉苁蓉酒浸焙　胡芦巴炒　附子炮去皮　阳起石煅　鹿茸酒浸焙
菟丝子净洗酒浸　肉豆蔻面裹煨　川乌炮去皮　五味子各五钱

上为末，用羊腰子两对，治如食法，葱椒酒煮，捣烂入酒，糊丸如梧子大，每服七十丸，空心米饮盐汤任下。

三十七、玄参升麻汤

玄参　赤芍药　升麻　犀角屑　桔梗　贯众　黄芩各一钱
甘草五分

作一贴，水姜煎，食后服。

三十八、犀角升麻汤

犀角七钱半　升麻五钱　防风　羌活　川芎　黄芩　白附子各
二钱半　甘草一钱半

每服一两，水煎，食后服。

三十九、清胃散

治胃经湿热，牙齿或牙龈肿痛，或牵引头脑，或面发热。

归身酒拌，一钱　黄连　生地黄酒拌，各一钱　牡丹皮钱半　升麻二钱

水二钟，煎七分，食远服。

四十、清咽利膈散

金银花　防风　荆芥　薄荷　桔梗　黄芩　黄连各一钱半　山栀　连翘各一钱　玄参　大黄煨　朴硝　牛蒡子　甘草各七分

作一贴，水煎服。

四十一、聪耳益气汤

黄芪一钱　甘草炙，五分　人参三分　当归二分，酒焙干　橘皮二分　升麻二分　柴胡三分　白术三分　菖蒲　防风　荆芥

作一服，水煎，空心服。

四十二、防风通气汤

羌活　独活各二钱　防风　甘草炙　藁本各一钱　川芎五钱　蔓荆子三钱

锉，分二贴，水煎服。

四十三、豆豉饼

治疮疡肿硬不溃，及溃而不敛，并一切顽疮恶疮。用江西豆豉为末，唾津和作饼如钱大，厚如三文，置患处，以艾壮于饼上灸之，饼干再用唾津和作疮大，用漱口水调作饼覆患处，以艾铺饼上烧之。未成者即消，已成者虽不全消，其毒顿减，甚有奇功，不可忽之。

四十四、流气饮

治流注及一切恚怒气结肿作痛，或胸膈痞闷，或风寒湿毒，搏于经络，致气血不和，结成肿块，肉色不变，或漫肿木闷，无头。即疮科流气饮。

桔梗炒　人参　当归酒拌　官桂　甘草炙　黄芪盐汤浸炒　厚朴姜制　防风　紫苏　芍药　乌药　枳壳各七分　槟榔　木香　川芎　白芷各五分

水二钟，煎八分，食远服。

四十五、独参汤

治溃疡，气血虚极，恶寒或发热，或失血之证。葛可久血脱补气即此方也。

人参一两，水二钟，枣十枚，煎一钟，徐服，若煎至稠厚，即为膏。

四十六、补肾丸

巴戟去心　山药　补骨脂炒　小茴香炒　牡丹皮各五钱　清盐二钱半，后入　肉苁蓉酒洗，一两　枸杞子一两

上为末，蜜丸梧桐子大，每服五十丸，空心盐汤下。

四十七、地骨皮散

治骨蒸，潮热，自汗，咳吐腥秽稠痰。

人参　地骨皮　生地黄各钱半　白茯苓　柴胡　黄芪炙　知母炒　石膏煅，各一钱

水二钟，煎八分，食远服。

四十八、金钥匙

治喉闭，缠喉风，痰涎壅塞，其者水浆难下。

焰硝一两五钱　硼砂五钱　脑子一字　雄黄二钱　白僵蚕一钱

各研为末，和匀，以竹管吹患处，痰涎即出。如痰出喉仍不消，急针患处，去恶血。

四十九、必效散

治病未成脓自消，已溃者自敛。如核未去，更以针头散腐之。若气血虚者，先服益气养荣汤数剂，然后服此散，服而病毒已下，再服前汤数剂。

南硼砂二钱半　轻粉一钱　斑蝥四十个，糯米同炒熟，去翅及头　麝香五分　巴豆五粒，去壳心膜　白槟榔一个

上为末，每服一钱，壮实者钱半，五更滚汤调下。小水涩滞，或微痛，此病欲下也，进益元散一服，其毒即下。斑蝥、巴豆似为峻利，然巴豆能解斑蝥之毒，用者勿畏。尝遇富商项有病痕颇大，询之，彼云因怒而致，困苦二年，百法不应，方与药一服，即退二三，再服顿退，四服而平，旬日而瘥。以重礼求之，乃是必效散。一老媪亦治此证，索重价始肯治。其方乃是中品锭

子纴疮内，以膏药贴之，其根自腐，未尽再用，去尽更搽生肌药，数日即愈。予见血气不虚者果验，血气虚者溃去亦不愈。丹溪亦云，必效散与神效瓜蒌散相兼服之，有神效。常以二药兼补剂用之，效。

按：锭子虽峻利，盖结核坚梗，非此未见易腐。必效散虽有斑蝥峻利，然病毒深者，非此莫能易解，又有巴豆解毒，但有气血虚者，用之恐有误。一道人治此证，用鸡子七个，每个入斑蝥一枚，饭上蒸熟，每日空心服一枚，求者甚多。然气血虚者恐亦不能治也。

五十、散肿溃坚丸

知母酒浸炒　黄柏酒洗炒　昆布　桔梗各半两　瓜蒌根酒洗　广茂　三棱酒洗炒　连翘各三钱　升麻六分　白芍药　黄连　葛根各二钱　草龙胆四两，酒洗炒　黄芩梢一钱半，一半酒洗，一半生

为末，蜜丸如梧子大，每服五十丸，滚汤下。

五十一、香附饼

治瘰疬流注肿块，或风寒袭于经络，结肿或痛。用香附为末，酒和，量疮大小，作饼覆患处，以熨斗熨之。未成者内消，已成者自溃。若风寒湿毒，宜用姜汁作饼。

五十二、内塞散

治阴虚，阳气凑袭，患肿或溃而不敛，或风寒袭于患处，致气血不能运，至久不愈，遂成漏证。

附子童便浸三日，一日一换，切作四块，再浸数日。炮一两　肉桂去皮　赤小豆　甘草炙　黄芪盐水浸炒　当归酒拌　茯苓　白芷　桔梗炒　川芎　人参　远志去心　厚朴姜制，各一两　防风四钱

为末，每服二钱，空心温酒下，或酒糊丸，盐汤下亦可，或炼蜜丸亦可。

五十三、神效瓜蒌散

治乳痈乳劳已成，化脓为水，未成即消。治乳之方甚多，独此神效。瘰疬疮毒尤效。

甘草　当归各五钱　没药另研　乳香各一钱,另研　瓜蒌大者二个,杵

作二剂,用酒三碗,煎至二碗,分三次饮,更以渣罨患处。一切痈疽,肿毒,便毒并效。如数剂不消不痛,兼服补气血之药。

五十四、黄连胡粉散

黄连二两　胡粉一钱　水银一两,同粉研,令消

三味相和,用皮包裹,熟挼良久,敷患处。

五十五、桃仁汤

桃仁　苏木　蛮虫去足翅炒　水蛭三十个,炒　生地黄

每服三钱,水一钟,煎六分,空心服。

五十六、没药丸

当归一两　桂心　芍药各半两　没药研,一分[1]　桃仁去皮尖,炒,研碎,一分　蛮虫去足翅炒　水蛭炒,各三十个

上为末,醋糊丸梧子大,每服三五丸,空心醋汤下。

五十七、当归丸

当归半两　大黄　桂心各三钱　赤芍药　葶苈各二钱　人参一钱　甘遂半钱

炼蜜为丸如弹子大,空心米饮化下一丸。

五十八、当归散

治妇人阴中突出一物,长五六寸,名阴挺。

当归　黄芩各二两　牡蛎两半　猬皮一两,炙　赤芍五钱

为末,每服二钱,食前温酒或滚汤调下。如不应,更以补中益气倍加升麻、柴胡兼服之。

五十九、瓜子仁汤

治产后恶露不尽,或经后瘀血作痛,或肠胃停滞,瘀血作痛,或作痛,并治。

---

〔1〕　一分:此前原衍"各"字,据文义删。

薏苡仁四钱　桃仁去皮尖, 研　牡丹皮　瓜蒌仁各一钱半

水二钟, 煎八分, 食前服。

六十、泻白散

桑皮炙　桔梗　栝蒌实　升麻　半夏　杏仁去皮尖, 炒　地骨皮各一钱　甘草五分

作一贴, 姜水煎服。

六十一、神仙活命饮

治诸疮未作脓者内消, 已成脓者即溃。又排脓止痛消毒圣药也。

川山甲蛤粉炒黄色　甘草节　防风　没药　赤芍　白芷　归尾　乳香各一钱　天花粉　贝母各八分　金银花　陈皮各三钱　皂角刺炒黄, 一钱

用酒一碗, 同入瓶内, 纸糊瓶口, 勿令泄气, 慢火煎数沸去渣, 分病上下, 食前后服之。能饮酒者, 再饮三二杯, 尤妙。

六十二、蜡矾丸

治一切痈疽。托里止痛, 护脏腑, 神效。不问老幼皆可服。

白矾一两, 明亮者研末　黄蜡一两, 黄色好者溶开, 离火入矾末。一方用七钱

众手急丸梧桐子大, 每服十丸, 渐加至二十丸, 熟水或温酒送下, 日进二服。一法将蜡水煮, 用匙挑浮水上者, 和矾末丸, 则软而易丸。

六十三、四君子汤

治脾胃虚弱, 便血不止。

甘草炙, 五分　人参　白术炒　白茯苓各一钱

水一钟, 姜三片, 枣二枚, 煎八分, 食远服。

六十四、人参败毒散

治[1]一切疮疡焮痛发热, 或拘急头痛, 脉数有力者。

---

〔1〕治: 原本、文渊本脱, 据体例补。

人参　羌活　独活　前胡　柴胡　桔梗　枳壳　茯苓　川芎
甘草各一钱

水二钟，煎八分，食远服。

六十五、清咽消毒散

治咽喉生疮肿痛，痰涎壅盛，或口舌生疮，大便秘结。即荆
防败毒散加芩、连、硝、黄。

六十六、金黄散

滑石　甘草

各为末，等份，敷搽。

六十七、龙胆泻肝汤

柴胡　泽泻各一钱　车前子　木通各五分　生地黄　当归尾酒
洗　草龙胆酒浸，炒黄色，各三钱

作一贴，水煎，食前服。

六十八、神异膏

治痈疽疮毒甚效。此疮中第一药也。

露蜂房蜂儿多者，一两　蛇蜕盐水洗焙，半两　玄参半两　黄芪三钱
男发洗如鸡子一团　杏仁去皮尖，一两　黄丹十一两　真麻油二斤

先以玄参、黄芪、杏仁入油煎至黑色，方入蜂房、蛇蜕、男
发再煎至黑，滤去渣，徐徐入黄丹，慢火煎，以柳枝不住手搅，
滴水捻，软硬得中，即成膏矣。

六十九、冲和膏

治一切疮肿不甚热，积日不消。

紫荆皮炒，五钱　赤芍药炒，二两　独活去节，炒三两　白芷一两
菖蒲一两

上为末，葱头煎汤，调搽。

七十、神功散即四生散

治臁腿生疮，浸淫不愈，类风癣，名肾脏风疮，如上攻则目
昏花，视物不明，并一切风癣疥癞。

白附子生用　黄芪　独活　蒺藜

等份，研末，每服二钱。用猪腰子一个，批开入药，湿纸裹，煨熟，空心连腰细嚼，盐汤下。风癣，酒下。

七十一、大连翘饮

治丹毒、斑疹瘙痒，或作痛及大人风邪热毒焮肿或痒，小便涩。

连翘　瞿麦　荆芥　木通　芍药　蝉蜕　当归酒拌　甘草　防风　柴胡　滑石煅　山栀炒　黄芩各一钱

水钟半，煎七分，小儿宜为末，每服一二钱，滚汤调下。

七十二、通气散

治时毒焮肿，咽喉不利，取嚏以泄其毒。

玄胡钱半　牙皂　川芎各一钱　藜芦五分　踯躅花二分半

为细末，用纸捻蘸少许，纴鼻内，取嚏为效。

七十三、羌活胜湿汤

羌活去芦　独活去芦，各一钱　藁本　防风去芦，各半钱〔1〕　川芎二分　甘草炙，半分　蔓荆子二分

作一贴，姜水煎服。

七十四、附子八物汤

附子炮　干姜炮　芍药炒　茯苓　人参　甘草炙，各一钱五分　肉桂一钱　白术二钱，炒

作一贴，水煎，食前服。

七十五、加减小续命汤

麻黄去节　人参　黄芩　芍药　杏仁去皮尖，面炒　甘草　防己　肉桂各一两半　附子炮去皮脐，五钱

每服一两，姜水煎服。

七十六、独活寄生汤

白茯苓　杜仲　当归酒洗　防风　牛膝　白芍药　人参　细

---

〔1〕　各半钱：原本、文渊本作"半钱"，据文义补。

辛　桂心　秦艽　熟地黄　芎劳　甘草各二两　独活三两　桑寄生二两

　　姜水煎服，每服一两。

七十七、五香连翘汤

　　治诸疮初觉，一二日便厥逆，咽喉塞，寒热。

　　沉香　木香　麝香　连翘　射干　升麻　丁香　独活　甘草炙　桑寄生各一钱　大黄　木通　乳香各一钱半

　　每服五钱，水一钟，煎八分，取利。

七十八、八风散

　　藿香半斤　白芷　前胡各半斤　黄芪　甘草　人参各二斤　羌活　防风各三斤

　　上为细末，每服四钱，薄荷煎滚汤调服。

七十九、人参荆芥散

　　治妇人血风发热，或疮毒瘙痒，肢体疼痛，头目昏涩，烦渴盗汗，或月水不调，脐腹疼痛，痃癖积块。

　　人参　桂心　柴胡　鳖甲醋炙　荆芥穗　枳壳麸炒　生地黄酒拌　酸枣仁炒　羚羊角　白术炒，各一钱　川芎　当归酒拌　防风　甘草炙，各五分

　　水二钟，姜三片，煎八分，入羚角末，食远服。

八十、消风散

　　治风热，瘾疹瘙痒，及妇人血风瘙痒，或头皮肿痒，或诸风上攻，头目昏眩，项背拘急，鼻流清水，嚏喷声重，耳作蝉声。

　　陈皮焙，五钱　甘草炒　人参　茯苓　荆芥穗　防风　川芎炒　白僵蚕炒　蝉蜕各二两　厚朴姜制，五钱　藿香　羌活一两

　　上为末，每服三钱，茶清调下，疮、癣温酒下。

八十一、何首乌散

　　何首乌　防风　蒺藜　枳壳　天麻　胡麻子　僵蚕　茺蔚子

各等份

每服五钱，茵陈汤下。

八十二、神效当归膏

当归　黄蜡各一两，一方用白蜡尤效　麻油四两

先将当归入油煎至黑，滤去，入蜡溶化，即成膏矣。

八十三、乳香定痛丸

乳香　没药各另研　羌活　五灵脂　独活各三钱　川芎　当归
交趾桂　川白芷　真绿豆粉　白胶香各半两

上为末，炼蜜丸如弹子大，每服一丸，细嚼，薄荷汤送下。
手足损痛不能举动，加草乌，用五钱，盐汤下。

八十四、五积散

治风寒湿毒客于经络，致筋挛骨痛，或脚腰痠疼，或身重
痛拘急。

苍术二钱半　桔梗炒，钱半　陈皮去白，六分　白芷三分　甘草
当归酒拌　川芎　芍药炒　半夏姜制　茯苓去皮，各三分　麻黄去
节，六分　干姜炮，四分　枳壳麸炒，六分　桂心一钱　厚朴姜制，
四分

水二钟，姜三片，枣一枚，煎一钟，服。

八十五、舒筋汤

片子姜黄　甘草炙　羌活各一钱　当归酒洗　赤芍药　白术
海桐皮各二钱

作一贴，姜水煎服。

八十六、四生丸

治血风，骨节疼痛，不能举动，或行步不前，或浑身瘙痒，
或麻痹。

地龙去土　僵蚕炒去丝　白附子生　五灵脂　草乌去皮尖，各等份

为末，米糊丸梧子大，每服二三十丸，茶酒任下，或作末，
酒调服。

八十七、大防风汤

治三阴之气不足，风邪乘之，两膝作痛，久则膝大腿愈细，名曰鹤膝风，乃败证也。非此不治，又治痢后脚痛缓弱，不能行步，或腿肿痛。

附子炮，一钱　白术炒　羌活　人参各二钱　川芎钱半　防风二钱　甘草炙，一钱　牛膝酒浸，一钱　当归酒拌，二钱　黄芪炙，二钱　白芍炒，二钱　杜仲姜制，二钱　生地黄酒拌，蒸半日，忌铁器，一钱

作一服，水二钟，姜三片，煎八分，空心服。愈后尤宜调摄，更服还少丹，或加桂以行地黄之滞。若脾胃虚寒之人，宜服八味丸。

八十八、芦荟丸

治下疳溃烂或作痛，及小儿肝积发热，口鼻生疮，或牙龈蚀烂。

胡黄连　黄连　芦荟　木香　白芜荑炒　白雷丸　青皮　鹤虱草各一两　麝香三钱

为末，蒸饼糊丸麻子大，每服一钱，空心米汤下。

八十九、当归拈痛汤

治湿热下注，脚膝生疮，或脓水不绝，或赤肿，或痒痛，或四肢遍身肿痛。

防风　归身　知母酒炒　泽泻　猪苓各三钱　白术钱半　羌活五钱　人参　苦参酒制　升麻　葛根　苍术各二钱　甘草炙　黄芩酒炒　茵陈叶酒炒，各五钱

作四剂，水二钟，煎一钟，空心并临卧服。

九十、清震汤

升麻　柴胡　苍术　黄芩各五分　甘草炙，二分　藁本二分　当归身二分　麻黄根　防风　猪苓各三分　红花一分　泽泻四分　羌活酒黄柏各一钱

作一服，水煎，临睡服。

九十一、补肝汤

黄芪七分　人参　葛根　白茯苓各三分　升麻　猪苓各四分

柴胡　羌活　知母　连翘　泽泻　防风　苍术　当归身　曲末
炒黄柏　陈皮各二分　甘草炙，五分

作一服，水煎，空心热服。

九十二、芍药汤

芍药四钱　当归　黄连　黄芩　官桂各二钱　槟榔一钱二分　甘
草炙，一钱　木香八钱　大黄一钱二分

分二贴，水煎服。如后重加大黄，脏毒加黄柏。

九十三、清燥汤

白术　黄芪　黄连各一钱　苍术钱半　白茯苓　当归　陈皮各
一钱　生地黄　人参各七分　神曲炒　猪苓　麦门冬去心　黄柏酒炒
甘草　泽泻各五分　柴胡　升麻各三分

作一服，水煎服。

九十四、黄连丸

治大肠有热，下血。

黄连、吴茱萸等份，热汤拌湿，罨二日，同炒拣出，各另研
末，亦各米糊丸梧子大，每服二三钱。粪前红服茱萸丸，粪后红
服黄连丸，俱酒下。

九十五、黄连消毒散

治痈疽肿势外感焮痛，或不痛麻木。服此更宜蒜灸。

黄连酒拌　羌活　黄芩酒拌　黄柏酒拌炒　生地黄酒拌　知母酒
拌炒　独活　防风　归尾酒拌　连翘各一钱　苏木　藁本　防己酒拌
桔梗　陈皮　泽泻　人参　甘草炙，各五分　黄芪盐水拌炒，二钱

作一贴，水二钟，姜三片，煎八分，食后服。

九十六、还少丹

远志　茴香　巴戟　山药　牛膝　杜仲　肉苁蓉　枸杞子
熟地黄　石菖蒲　五味子　白茯苓　楮实子

上为末，各等份，用枣肉同蜜丸如梧子大，每服五十丸，空
心酒下。

九十七、蟠葱散

肉桂　干姜炮，二两　苍术　甘草炙，各半斤　缩砂　丁皮　槟榔各四两　蓬术　三棱煨　茯苓　青皮去白，各六两　延胡索二两

为末，每服五钱，葱汤空心调下。

九十八、胡芦巴丸

胡芦巴炒，一斤　茴香去脐炒，十二两　川楝子炒，一斤二两　大巴戟去心炒，六两　川乌炮去皮尖，六两　吴茱萸汤洗七次，炒，十两

上为末，酒糊如梧子大，每服十五丸，空心温酒下，小儿茴香汤下。

九十九、塌肿汤

治妇人阴户生疮，或肿，或痛，或脓水淋漓。

甘草　干漆各三两　黄芩　当归　生地黄　川芎各二两　龟甲五两

用水数碗，煎良久，去渣，塌洗患处。

一百、菖蒲散

治妇人阴户肿痛，月水涩滞。

菖蒲　当归各一钱　秦艽七钱半　吴茱萸五钱，制

为末，每服三钱，空心葱汤调下，更以枳实炒热，频熨患处。阴内脓水淋漓，或痒痛，以升麻、白芷、黄连、木通、当归、川芎、白术、茯苓煎服，更用塌肿汤浴洗。

一百零一、清心莲子饮

治心经蕴热，小便赤涩，或茎肿窍痛，及上下虚，心火炎上，口苦咽干，烦躁作渴，发热，小便白浊，夜则安静，昼则发热。

黄芩炒　黄芪蜜炙　石莲肉去心　赤茯苓　人参各一钱　甘草炙　车前子炒　麦门冬去心　地骨皮各五分

水二钟，煎八分，空心食前服。

一百零二、班龙丸

鹿茸酥炙为末　山药为末　熟地黄酒蒸捣膏　柏子仁捣膏　菟丝

子各等份

蜜丸梧子大，每服八十丸，空心盐汤下。

一百零三、滋肾丸

治下焦阴虚，小便涩滞，或膝无力，阴汗阴痿，或足热不履地，不渴而小便闭。

肉桂二钱　黄柏酒拌焙　知母酒洗焙，各一两

为末，水丸梧子大，每服百丸，加至二百丸，百沸汤下。

一百零四、茯菟丸

菟丝子五两　白茯苓二两　石莲肉去心三两

酒糊丸梧子大，每服五十丸，空心盐汤下。

一百零五、木香饼

治一切气滞结肿，或痛或闪肭，及风寒所伤作痛，并效。

木香五钱，为末　生地黄一两，杵膏

和匀，量患处大小，作饼置肿上，以热熨斗熨之。

一百零六、没药降圣丹

川乌头炮去脐　骨碎补炙　白芍药　没药另研　当归焙　乳香各研　生地黄　川芎　苏木各一两　自然铜火煅醋淬十次，为末，一两

上为末，生姜汁与蜜和丸，每一两作四[1]，每服一丸，水酒各半盏，煎至八分，空心热服。

一百零七、乳香定痛散

治疮痛不可忍。

乳香　没药各二钱　寒水石煅　滑石各四钱　冰片一分

为细末，搽患处，痛即止，甚妙。此方乳、没性温，佐以寒剂制之，故寒热之痛皆有效也。

一百零八、青州白丸子

白附子炮，二两　半夏姜制　南星各二两　川乌炮去皮脐，半两

---

〔1〕　四：此下疑脱"丸"字。

为末，用糯米糊丸如绿豆大，每服二丸，生姜汤下。瘫痪温酒下，小儿惊风薄荷汤下。

一百零九、失笑散

治产后心腹绞痛欲死，或血迷心窍，不知人事，及寻常腹内瘀血，或积血作痛。妇人血气痛之圣药也，亦治疝气疼痛。

五灵脂　蒲黄俱炒，等份

每服二三钱，醋一合，熬成膏，入水一盏，煎七分，食前热服。

一百一十、解毒散

治一切毒蛇恶虫并兽所伤。重者毒入腹，则眼黑口噤，手足强直。此药平易不伤气血，大有神效，不可以为易而忽之。

白矾　甘草各一两

为末，每服二钱，不拘时，冷水调下，更敷患处。

一百一十一、五福化毒丹

玄参　桔梗各一两半　茯苓二两半　人参　牙硝　青黛各一两　甘草七钱半　麝香少许　金银箔各十片

上为末，炼蜜丸芡实大，每服一丸，薄荷汤下。痘毒上攻，口齿生疮，以生地黄汁化服，及用鸡翎敷患处。

一百一十二、连翘丸

连翘　防风去芦　黄柏　肉桂去粗皮　桑白皮　香豉　独活　秦艽　牡丹皮各半两　海藻二钱半

上为末，炼蜜丸如绿豆大，每服十丸，灯心汤下。

一百一十三、当归饮子

治血燥作痒，及风热疮疥瘙痒或作痛。

当归酒拌　川芎　白芍　防风　生地黄酒拌　白蒺藜　荆芥各钱半　黄芪　何首乌　甘草各五分

水二钟，煎八分，食远服。

一百一十四、葛根橘皮汤

葛根　陈皮　杏仁去皮尖　麻黄去节　知母　黄芩　甘草各等份

每服二钱，水煎服。

一百一十五、龙胆丸

龙胆草　赤茯苓　升麻　苦楝根皮　防风　芦荟　油发灰各二钱　青黛　黄连各三钱

猪胆浸糕，丸如麻子大，每服二十丸，薄荷汤下。

一百一十六、地黄清肺饮

紫苏　前胡　防风　黄芩　赤茯苓　当归　连翘　桔梗　甘草　天门冬去心　生地黄各二钱　桑白皮半两，炙

每服三钱，水煎，食后服，次进化蟹丸。

一百一十七、化蟹丸

芜荑　青黛　芦荟　川芎　虾蟆灰　白芷　胡黄连各等份

猪胆浸糕，丸如麻子大，每服十丸，食后并临卧杏仁汤下。

一百一十八、大芦荟丸

黄连　芦荟　木香　青皮　胡黄连　雷丸用白者　白芜荑　鹤虱各半两，炒　麝香二钱，另研

用粟米饭丸绿豆大，每服一二十丸，米饮下。

一百一十九、六味地黄丸即肾气丸

治肾气素虚，不交于心，津液不降，败浊为痰，咳逆。

干山药四两　泽泻蒸　牡丹皮白者佳　白茯苓各三两　山茱萸去核，四两，酒拌　熟节四两，酒拌，磁器蒸半日，捣膏

余为末，加蜜丸如梧子大，每服五六十丸，空心滚汤或盐汤温酒下。

一百二十、槐花酒

治一切疮毒，不问已成未成及焮痛者，并治之。槐花四五两微炒黄，乘热入酒二钟，煎十余沸，去渣热服。未成者二三服，

已成者一二服。又治湿热疮疥，肠风。痔漏诸疮作痛，尤效。

一百二十一、黄连消毒饮即黄连消毒散，方见第一卷

一百二十二、紫金锭一名神仙追毒丸，又名太乙丹

治一切痈疽。

五味子焙，三两　山茨菇焙，二两　麝香三钱，别研入　红牙大戟焙，一两半　续随子去壳去油，一两

上除续随子，麝香外，三味为细末，却入研药令匀，用糯米煮浓饮为丸，分为四十锭，每服半锭，各依后项汤使服。如治一切药毒、蛊毒、瘴气、吃死牛马驼骡等肉，毒发恶疮，痈疽发背，无名疔肿，及蛇犬恶虫所伤，汤烫火烧，急喉闭，缠喉风，诸般头风，牙疼，用凉水磨搽。并治四时瘟疫，感冒风寒，暑热闷乱，及自缢，溺水，鬼迷惊死未经隔宿，心头微温，并用凉水磨灌，良久复苏。男子妇人急中颠邪，鬼气狂乱，及打扑伤损，中风中气，口眼㖞斜，牙关紧急，语言謇涩，筋脉挛缩，骨节风肿，手脚疼痛，行履艰辛，应是风气，并用热酒磨服。小儿急慢惊风，八疳五痢，脾病黄肿，瘾疹疮瘤，并用蜜水磨服，并搽有效。诸般疟疾，不问新久，发日用桃柳枝煎汤磨服。

一百二十三、玉真散又名定风散

治破伤风，重者牙关紧急，腰背反张，并蛇犬所伤。

天南星　防风各等份

为末，每服二钱，温酒调下，更搽患处。若牙关紧急，腰背反张者，每服三钱，童便调服，虽内有瘀血亦愈。至于昏死，心腹尚温者，连进二服，亦可保全。若治风犬咬，用漱口水洗净搽之，神效。

一百二十四、夺命丹又名蟾蜍丸

治疔疮发背及恶证不痛，或麻木，或呕吐，重者昏愦。服此，不起发者即发，不痛者即痛，痛甚者即止，昏愦者即苏，呕

吐者即解，未成者即消，已成者即溃，有回生[1]之功，乃恶证中至宝也。

蟾酥干者酒化　轻粉各五分　白矾枯　铜绿　寒水石煅　乳香　没药　麝香各一钱　朱砂二钱　蜗牛二十个，另研，无亦效

上研细末，将蜗牛研烂，入药末捣匀，丸如绿豆大，如丸不就，入酒糊些少，每服一二丸。用生葱白三五寸，病者自嚼烂，吐于手心，男左女右，包药在内，热酒连葱送下。如人行五七里，汗出为效，重者再服一二丸。

一百二十五、茯苓丸

茯苓一两　半夏二两　枳壳五钱　风化朴硝一两

姜汁糊丸梧子大，每服二十丸，食后姜汤下。

一百二十六、控涎丹

甘遂去心　大戟　真白芥子各等份

糊丸梧子大，每服五七丸，临卧姜汤下。

一百二十七、制甘草法详见《外科精要》

治悬痈肿痛，或发寒热，不问肿溃，神效。其法大甘草每一两，切三寸许，开涧水一碗浸透，慢火炙干，仍投前水浸透，再炙再浸，以碗水干为度，锉细，以无灰酒一碗，煎至七分，去渣，空心服。

一百二十八、五苓散

泽泻一钱三分　肉桂五分　白术　猪苓　赤茯苓各一钱

作一贴，水煎服。

一百二十九、忍冬酒一名金银花，一名鹭鸶藤，详见《外科精要》

忍冬藤生者四五两，如干者只用一两，捣　大甘草节一两，生用

二味入磁器内，以水二碗，慢火煎至一碗，再入无灰酒一碗，再煎十余沸，去渣饮之，渣敷患处。

---

〔1〕　生：原本脱，据文渊本补。

一百三十、回阳玉龙膏

治痈肿，坚硬不痛，肉色不变，久而不溃，或溃而不敛，或筋挛骨痛，及一切冷证。

草乌三钱，炒　南星一两，煨　军姜二两，煨　白芷一两　肉桂半两　赤芍药一两，炒

为末，葱汤调搽。

一百三十一、蛇床子散

治风癣疥癞瘙痒，脓水淋漓。

蛇床子　独活　苦参　防风　荆芥穗各一两　枯矾　铜绿各五钱

为末，麻油调搽。

一百三十二、人参平肺散

治心火克肺，传为肺痿，咳嗽喘呕，痰涎壅盛，胸膈痞满，咽嗌不利。

人参　陈皮去白　甘草炙　地骨皮各五分　茯苓　知母炒，各七分　青皮　天门冬去心　五味子捣炒，各四分　桑白皮炒，一钱

水二钟，姜三片，煎八分，食后服。

一百三十三、如圣栝黄丸

治肺痈，咳而腥臭，或唾脓瘀，不问脓盛否，并效。肺家虽有方，惟此功效甚捷。

栝黄一两，为末　百齿霜即梳垢，二钱

糊丸梧子大，每服三五丸，米饮下。栝黄乃栝树所生，色黄，状如灵芝，江南最多，北方鲜有。

一百三十四、万金散

治痈疽恶核肿痛，发背等疮，不问已溃未溃。

瓜蒌一棵，全　没药　乳香各一钱，研　甘草节二钱

先以瓜蒌、甘草用无灰酒二碗，煎至一碗，去渣入乳、没，不拘时服。

一百三十五、猬皮丸

治痔久而不愈，或作漏。

猬皮一两，炙　槐花微炒　艾叶炒　枳壳炒　白芍药　地榆　川芎　当归酒洗　白矾煅　黄芪盐水炒　贯众各半两　头发三钱，烧存性　猪后悬蹄甲十枚，炙　盈尺皂角一挺，去弦，醋炙

为末，炼蜜丸如梧子大，每服五十丸，食前米饮下若气血虚，或肿痛，先投他药，待气血稍复，肿痛已去，方可服此。此乃收后之剂。

一百三十六、苦参丸

治一切疮毒，焮痛作渴，或烦躁。苦参不拘多少，为末，水糊丸如梧子大，每服二三钱，温酒下。

一百三十七、秦艽苍术汤

治肠风痔漏，大小便秘涩。

黄柏酒拌　泽泻　归尾酒拌　防风各一钱　皂角仁烧存性　秦艽　苍术米泔浸炒　桃仁各钱半　槟榔五分　大黄炒，量入

水二钟，煎八分，空心服。

一百三十八、卷柏散

治脏毒便血

卷柏生石上，高四五寸，根黄如丝，上有黄点，焙干　黄芪盐水浸炒，各等份

上为细末，每服五钱，空心米饮调下。

一百三十九、寒水石散

治痔发热作痛。

寒水石　朴硝各等份

为末，温水调服。

一百四十、内托羌活汤

见臀痈条。

一百四十一、白芷升麻汤

治臀痈肿痛，右手脉大，未成脓者。

白芷一钱半　升麻　桔梗各一钱　生黄芩三钱　红花　甘草炙，

各五分　酒黄芩四钱

作一服，水一钟，酒半钟，煎至八分，食后服。

一百四十二、内托黄芪柴胡汤

见附骨痈条。

一百四十三、内托升麻汤

治妇人乳中结核，或肿痛，并效。久而不消者，宜以托里药为主，间服此药。

瓜蒌仁三钱　升麻　连翘　青皮　甘草节各二钱

作一服，水煎服。若数剂不消，宜以托里。

一百四十四、升麻牛蒡子散

治时毒疮疹，发于头面或胸膈之际，及一切疮毒，并效。

升麻　桔梗　葛根　玄参　牛蒡子　麻黄　甘草各一钱半
连翘二钱

作一贴，水姜煎，食远服。

一百四十五、黄芪人参汤

治溃疡，虚热无睡，少食，或秽气所触作痛。

人参　白术炒　归身酒拌　麦门冬去心　苍术米泔浸,各一钱
甘草炙　陈皮　升麻　神曲炒,各五分　黄芪盐水拌炒二钱　黄柏酒炒
三分　五味子九粒,捣碎

水二钟，姜三片，枣一枚，煎八分，食远服。

一百四十六、雄黄解毒散

治一切痈肿毒烂。毒势甚者，先用此药二三次，后用猪蹄汤。

雄黄一两　白矾四两　寒水石煅,一两

用滚水二三碗，乘热入前药末一两洗患处，以太乙膏或神异膏贴之。

一百四十七、玉粉散

治一切疳疮。

轻粉　银朱　滑石　寒水石　孩儿茶各二钱　片脑二分

上为细末，香油调搽，干搽亦可。若肿硬不消，以防风、荆芥、牛膝、甘草、滑石各五钱，用水三碗，煎二碗，乘热熏洗。

一百四十八、千两金丸

治喉风喉闭，及一切急证肿塞，立效。真起死回生之药也。

蚵蚾草　铜青　大黄　牙硝各五钱

上为末，以白梅肉烂研一处，捣匀，每一两作五丸，以新棉裹噙化咽津涎吐出。

一百四十九、破关丹

治乳蛾、喉闭、缠喉风等症。

蓬砂末五钱　霜梅肉一两

捣烂为丸如芡实大，噙化咽下，内服荆防败毒散，重者服防风通圣散。

一百五十、如圣黑丸子

治风寒袭于经络，肿痛或不痛，或打扑跌坠，筋骨疼痛，瘀血不散，遂成肿毒，及风湿四肢疼痛，或手足缓弱，行步不前，并妇人血风劳损。

白及　当归各四钱　白蔹一两六钱　南星焙，三钱　百草霜　芍药各一两　牛膝焙，六钱　川乌炮，二钱　赤小豆一两六钱　骨碎补焙，八钱

为末，炼蜜丸梧子大，每服三十丸，盐汤或酒下。风疾更煨葱一茎，温酒下。孕妇勿用。

一百五十一、如圣丸

治癞风（即大麻风。苏州钦院使方，甚效）。

全蝎酒洗　连翘　天麻　防风各一两半　荆芥　川芎　白芷当归酒洗　黄柏　羌活　桔梗　大黄煨　滑石　石膏煅　白术麻黄　苦参　僵蚕炒　蝉蜕　芍药　山栀　枳壳　细辛　皂角刺大风子肉各一两　独活　人参　郁金　芒硝　黄连各五钱

共三十味为细末，用红米糊为丸如梧子大，每服五七十丸，用六安茶煎汤送下，日进三服，半年全愈。小便尿如靛水黑色，此病之深者，只用此药二料。如眉毛须发脱落日渐生者，切不可食羊肉、鹅、鸡、猪头、蹄、鲤鱼、生冷，如肯食淡，百日全愈。如疮破裂，只用大风子壳煎汤洗。春夏滑石、石膏依方用，秋冬二味减半，遇春分、秋分服防风通圣散一贴，空心服，利三四次，以粥补之。

一百五十二、四七汤

半夏五两　紫苏二两　茯苓四两　厚朴三两

水钟半，姜三片，枣一枚，煎，热服。

一百五十三、玉烛散

治便痈初起，肿痛发热，大小便秘，用此行散。

川芎　当归酒拌　芍药　芒硝　生地黄酒拌　大黄煨，各二钱
甘草炙，五分

水二钟，煎八分，食前服。

一百五十四、神效活络丹

官桂　羌活　麻黄一半去节　贯众　白花蛇酒浸　甘草炙　草豆蔻　天麻　白芷　两头尖去皮油浸微炒　零陵香　黄连　熟地黄　黄芩　何首乌酒浸　大黄　木香各二两　赤芍药　细辛去土　天竹叶另研　没药另研　朱砂水飞，另研　乳香另研　丁香　白僵蚕炒　虎骨酒炙　玄参　龟板酒炙　人参　黑附子炮去皮脐　乌药　青皮　香附子　茯苓　安息香另研　白豆蔻　白术　骨碎补　沉香各一两　威灵仙酒浸　全蝎新者　葛根　当归各两半　麝香　乌梢蛇去皮骨，酒浸　乌犀屑　地龙去土　松香脂各五钱　血竭七钱半，另研　防风二两半　牛黄二钱半，另研　金箔为衣　冰片一钱半，另研

上为五十二味。

为末，炼蜜和杵千余杵，每药两半作十丸，如弹子，金箔为衣。每服一丸，细嚼，温酒茶清漱下，临卧空心各一丸，随症上

下，食前后服，头擂茶下。男妇暴卒中风，不省人事，喎斜口
噤，失音，涎盛，拘挛，临睡烂研一丸，好酒化下便睡觉，有
汗，将病人手背随即舒拳，天明用人扶行，早饭、日西再服一
丸，可痊。产后暗风及破伤风，内外一切伤寒，人年四十以上，
间二三日服一丸，永无风疾。

一方无白花蛇、零陵香、黄连、黄芩、熟地黄、大黄、虎
骨、龟板、乌药、安息香、青皮、白豆蔻、骨碎补、茯苓、白
术、松香脂，多藿香。

一百五十五、内托复煎散

治疮疡肿焮在外，其脉多浮。邪气胜，必侵内。

地骨皮　黄芩炒　茯苓　人参　白芍药炒　黄芪盐水拌炒　白
术炒　肉桂　甘草炙　防己酒拌　当归酒拌，各一钱　防风二钱

先锉苍术一升，水五升煎，先去术，入药再煎至二升，终日
饮之，苍术渣外再煎服。

一百五十六、托里消毒散

治疽已攻发不消者。服此，未成即消，已成即溃，腐肉易
去，新肉易生。有疮口宜贴膏药，敛则不用，切忌早用生肌。又
治时毒，表里俱解，肿肉不退，欲其作脓。

人参　黄芪盐水拌炒　当归酒洗　川芎　芍药炒　白术炒　茯
苓各一钱　白芷　金银花各七分　甘草五分

作一剂，水二钟，煎八分，服。

一百五十七、托里散

治疮，饮食少思，或不腐，或不收敛。

人参　黄芪盐水拌炒　当归酒拌　川芎　白术炒　茯苓　芍药
各一钱　厚朴姜制　白芷　甘草各五分

作一剂，水二钟，煎八分，服。

一百五十八、代针膏

治脓熟不溃。

乳香二分　巴豆去壳，炒焦　碱　白丁香细直者是，各五分

为末，熟水调，点疮头上，常以碱水润之，勿令干。

一百五十九、托里荣卫汤

治疮外无㿈肿，内亦便利，乃邪在经络，用此调理（见汗之则疮已条）。

一百六十、定痛托里散

治疮血虚疼痛圣药也。

当归酒拌　白芍炒　川芎各钱半　乳香　没药　肉桂各一钱　粟壳去蒂炒，二钱

水二钟，煎八分，服。

一百六十一、内托黄芪汤

治溃疡作痛，倦怠少食，无睡，自汗，口干或发热，久不愈。

黄芪盐水拌炒　麦门冬去心　熟地黄酒拌　人参　茯苓各一钱　白术炒　川芎　官桂　远志去心　当归酒拌，各五分　甘草炙，三分

作一剂，水二钟，姜三片，枣二枚，煎八分，食远服。

一百六十二、当归补血汤

治疮溃后气血俱虚，肌热，燥热，目赤面红，烦渴引饮，昼夜不息，脉洪大而虚，重按全无。此脉虚血虚也，若误服白虎汤必死。

黄芪炙，六钱　当归酒拌，一钱

水钟半，煎六分，服。

一百六十三、玉露散

治产后乳脉不通，身体壮热，头目昏痛，大便涩滞。

人参　白茯苓　甘草各五分　桔梗炒　川芎　白芷各一钱　当归五分　芍药七分

水二钟，煎八分，食后服。如热甚，大便秘，加大黄三分，煎服。

一百六十四、加味小柴胡汤

治妇人热入血室，致寒热如疟，昼则安静，夜则发热妄语。

柴胡二钱半　黄芩　人参　生芐　甘草各一钱　半夏六分

水钟半，姜三片，煎八分，食远服。

一百六十五、清心汤

治疮肿痛，发热，饮冷，脉沉实，睡语不宁。即防风通圣散，每料加黄连五钱。每剂一两，水二钟，煎八分，食远服。

一百六十六、破棺丹

治疮热极，汗多，大渴，便秘，谵语，或发狂，结阳之症。

芒硝　甘草各二两　大黄二两五钱，半生半熟

为末，炼蜜丸如弹子大，每服一丸，食后童便酒下，白汤亦可。

一百六十七、箍药

治发背毒甚，散走不住，此药涂之而解。

白芷　大黄　白及　黄柏炒　芙蓉叶　山慈菇　寒水石煅

苍耳草各等分两

上另为末，用水调搽，四围留中，如干，以水润之。

一百六十八、乌金膏

解一切疮毒及腐化瘀肉，最能推陈致新。用巴豆去壳炒焦，研如膏，点肿处则解毒，涂瘀肉则自化，加乳香少许亦可。如纴疮内，能搜脓化毒，加香油少许，调稀可用。若余毒深伏，不能收敛者，宜此纴之，不致成疮。

一百六十九、援生膏

治一切恶疮及瘰疬初起点破，虽未全消，亦得以杀其毒。

轻粉三钱　乳香　没药　血竭各一钱　蟾酥三钱　麝香五分　雄黄五钱

用荞麦箕灰，或真炭灰一斗三升，淋灰汤八九碗，将栗或桑柴文武火煎作三碗，以备日久药干添用。取二碗盛磁器内，将前药研为极细末，入灰汤内，用铁杆或柳枝顺搅，再入好细石灰一升，再搅匀，过一宿却分于小磁器收贮。凡遇诸肿，点当头一二

点，一日换二次，次日又一次，须出血水为妙。如药干却，加所存灰汤少许调之。

一百七十、神效托里散又名金银花散

治一切肿毒焮痛，憎寒壮热。

黄芪盐水拌炒　当归　粉草　忍冬藤各一钱

酒水各一钟，煎一钟，分病上下，食前后服，少顷，再进一剂，渣罨患处。不问阴阳肿溃，老少虚实，皆可服。为末，酒调服，尤效，消脓托里，止痛排脓。

一百七十一、托里温经汤

治寒覆皮毛，郁遏经络，不得伸越，热伏荣中，聚结赤肿作痛，恶寒发热，或痛引肢体。若头肿痛焮甚，更宜砭之。（见头面赤肿门）

一百七十二、五利大黄汤

治时毒焮肿赤痛，烦渴便秘，脉数。

大黄煨　黄芩　升麻各二钱　芒硝　栀子各一钱二分

作一贴，水钟半，煎六分，空心热服。

一百七十三、栀子仁汤

治时毒肿痛，便秘，脉沉数。

郁金　枳壳麸炒，去瓤　升麻　大黄煨　山栀仁炒　牛蒡子炒，各等分两

为细末，每服三钱，蜜水调下。

一百七十四、葛根牛蒡子汤

治时毒肿痛，脉数而少力者。

葛根　贯众　甘草　豆豉江西者　牛蒡子半生炒，各二钱

作一服，水钟半，煎八分，食后服。

一百七十五、普济消毒饮

治时毒，疫疠初觉，憎寒体重，次传头面肿痛，或咽喉不利，口干舌燥。

黄芩　黄连各五钱　人参三钱　橘红　玄参　甘草各二钱　柴
胡　桔梗炒，各二钱　连翘　鼠粘子　板蓝根　马勃各一钱　升麻
白僵蚕炒，各七分

作一贴，水二钟，煎一钟，去渣，稍热，食后徐服之。如大
便硬，加大黄酒煨，一钱或二钱。肿势甚者砭之，去恶血。

一百七十六、内托羌活汤

见臀痈条。

一百七十七、内托黄芪酒煎汤

治寒湿，腿外侧少阳经分患痈，或附骨痈，坚硬漫肿作痛，
或侵足阳明经亦治之。

柴胡钱半　连翘　肉桂各一钱　黄柏五分　黄芪盐水拌炒，二钱
归尾二钱　升麻七分　甘草炙，五分　大力子炒，一钱

作一服，水酒各一钟，煎八分，食前服。

一百七十八、附子饼

治溃疡气血虚不能收敛，或风邪袭之，以致气血不能运于疮
致难收敛。用炮附子去皮脐研末，唾津和为饼，置疮口处，将艾
于饼上灸之，每日灸数壮，但令微热，勿令痛，饼干再用唾津和
做，以疮口活润为度。

一百七十九、二陈汤

和中理气，健脾胃，消痰进食。

半夏姜制　陈皮炒　茯苓各钱半　甘草炒，五分

水一钟，姜三片，煎六分，食远服。

一百八十、火龙膏

治风寒湿毒所袭，筋挛骨痛，或肢节疼痛，及湿痰流注，经
络作痛，不能行步。鹤膝风，历节风疼痛，其效尤速。

生姜半斤，取汁　乳香为末　没药末，各五钱　麝香为末，一钱　牛
皮胶广东者，二两，切

先将姜汁并胶溶化，方下乳、没，调匀，待温，下麝香即成

膏，摊贴患处，更服五积散。如鹤膝风须大防风汤。

一百八十一、半夏左经汤

治足少阳经为四气所乘，以致发热，腰胁疼痛，头目眩晕，呕吐不食，热闷烦心，腿痹纵缓。

半夏姜制　干葛　细辛　白术　茯苓　桂心　防风　干姜炮黄芩　麦门冬去心　柴胡　甘草炙，各一钱

水二钟，姜三片，枣二枚，煎八分，食前服。

一百八十二、大黄左经汤

治四气流注足阳明经，致腰脚肿痛不能行，大小便闭，或恶闻食气，喘满自汗。

细辛　茯苓　羌活　大黄煨　甘草炙　前胡　枳壳　厚朴姜制　黄芩　杏仁各一钱

水二钟，姜三片，枣二枚，煎八分，食前服。

一百八十三、加味败毒散

治足三阳经受热，毒流于脚踝，焮赤肿痛，寒热如疟，自汗，短气，小便不利，手足或无汗，恶寒。

羌活　独活　前胡　柴胡　枳壳　桔梗　甘草　人参　茯苓川芎　大黄　苍术各一钱

分二剂，水一钟，姜三片，煎八分，不拘时服。

一百八十四、导滞通经汤

治脾经湿热，壅遏不通，面目手足作痛。即五苓散减猪苓、官桂，加木香、陈皮。每服二钱，滚汤下。

一百八十五、附子六物汤

治四气流注于足太阴经，骨节烦痛，四肢拘急，自汗短气，小便不利，手足或时浮肿。

附子　防己各四钱　甘草炙，二钱　白术炒　茯苓各三钱　桂枝一钱

分二剂，水钟半，姜三片，煎一钟，食远服。

一百八十六、八味丸

治命门火衰，不能上生脾土，致脾胃虚弱，饮食少思，或食不化，日渐消瘦；及虚劳，渴欲饮水，腰肿痛疼，小腹不利；及肾气虚寒，脐腹作痛，夜多溲溺，脚膝无力，肢体倦怠。即肾气丸每料加肉桂一两，附子一两，每日用新童便数碗浸五六日，切作四块，再如前浸数日，以草纸包裹，水湿纸炮半日出，去皮脐尖，切作大片，如有白星，再用火炙，以无为度。

一百八十七、交加散

治风寒湿毒所伤，腿脚痛，或筋挛骨痛，腰背掣痛，或头痛恶寒拘急，遍身疼痛，一切寒毒之病并治。即五积散对人参败毒散。

一百八十八、槟榔散

治风湿流注，脚胫酸痛，或呕吐不食。

槟榔　木瓜各一钱　香附子　紫苏各三分　陈皮　甘草炙,各一钱

水钟半，姜三片，葱白三茎，煎一钟，空心服。

一百八十九、麻黄左经汤

治四气流注足太阳经，腰足挛痹，关节重痛，憎寒发热，无汗恶寒，或自汗恶风头痛。

麻黄去节　干葛　茯苓　苍术米泔浸,炒　防己酒拌　桂心　羌活　防风　细辛　甘草炙,各一钱二分

水二钟，姜三片，枣一枚，煎八分，食前服。

一百九十、加味四斤丸

治肝肾气血不足，足胫酸痛，步履不随。腿受风寒湿毒以致脚气者，更宜。

虎胫骨一两,酥炙　没药另研　乳香另研,各五钱　川乌一两,炮去皮　肉苁蓉　牛膝各一两半　木瓜一斤,去瓤蒸　天麻一两

木瓜、苁蓉捣膏，余为末，加酒糊，和匀熟杵，丸梧子大，

每服七八十丸，空心温酒或盐汤任下。

一百九十一、《局方》换腿丸

治足三阴经为四气所乘，挛痹缓纵，上攻胸胁肩背，或下注脚膝作痛，足心发热，行步艰辛。

薏苡仁　石楠叶　南星汤泡　石斛　槟榔　萆薢炙　牛膝　羌活　防风　木瓜各四两　黄芪炙　当归　天麻　续断各一两

为末，酒糊丸梧子大，每服五十丸，盐汤下。

一百九十二、三因胜骏丸

治元气不足，为寒湿所袭，腰足挛拳，或脚面连指，走痛无定，筋脉不伸，行步不随。常服益真气，壮筋骨。

当归　天麻　牛膝　木香　熟地黄酒拌，蒸半日，杵膏　酸枣仁炒　防风各二两　木瓜四两　羌活　乳香各五钱　麝香二钱　全蝎炒　没药　甘草炙，各一两　附子制法见八味丸，二两

地黄三斤，用无灰酒四升煮干，再晒二日，杵如膏，入余药末杵千余下，每两作十丸。每服一丸，细嚼，临卧酒下，作小丸服亦可。

一百九十三、神应养真丸

治厥阴经为四气所袭，脚膝无力，或左瘫右痪，半身不遂，手足顽麻，语言謇涩，气血凝滞，通身疼痛。

当归酒洗　川芎　芍药　地黄酒蒸捣膏　羌活　天麻　木瓜　菟丝子酒制，各等分两

为末，入地黄膏，加炼蜜丸梧桐子大。每服百丸，空心酒下，盐汤亦可。

一百九十四、开结导引丸

治饮食不消，心下痞闷，腿脚肿痛。

白术炒　陈皮炒　泽泻　茯苓　神曲炒　麦芽炒　半夏姜制各一两　青皮　干姜各五钱　巴豆霜　枳实炒，各钱半

为末，汤浸，蒸饼丸梧子大。每服四五丸或十丸，温水下。

此内伤饮食，脾胃营运之气有亏，不能上升，则注为脚气。用此导引，行水化脾气也。

一百九十五、青龙汤

治肺受寒咳嗽喘。

干姜_炮　细辛　麻黄_{去节}　肉桂_{各三两}　半夏_{汤泡七次，二两半}芍药　甘草_{炙，各三两}　五味子_{二两，捣炒}

每服五钱，水一钟，姜三片，煎七分，食后服。

一百九十六、葶苈大枣泻肺汤

治肺痈，胸膈胀满，上气咳嗽，或身面浮肿，鼻塞声重。

葶苈_{炒黄，研末，每服三钱}

水二钟，枣一枚，煎一钟，去枣入药，煎七分，食后服。

一百九十七、升麻汤

治肺痈，胸乳间皆痛，吐痰腥臭。

川升麻　苦梗_炒　薏苡仁　地榆　黄芩_炒　赤芍药_炒　生甘草　牡丹皮_{去心，各一钱}

水二钟，煎八分，食远服。

一百九十八、参苏饮

治感风咳嗽，涕唾稠黏，或发热头痛，或头目不清，胸膈不利。

木香　苏叶　葛根_{姜制}　前胡　半夏_{汤泡七次}　人参　茯苓_{各七分}　枳壳_{麸炒}　桔梗_炒　甘草　陈皮_{去白，各五分}

水二钟，姜一片，葱一茎，煎八分，食远服。

一百九十九、桔梗汤

治咳而胸膈隐痛，两脚肿满，咽干口燥，烦闷多渴，时出浊涕腥臭。

桔梗_炒　贝母_{去心}　当归_{酒浸}　瓜蒌仁　枳壳_{麸炒}　薏苡仁_炒桑白皮_炒　甘草节　防己_{去皮各一钱}　黄芪_{盐水拌，炒}　百合_{蒸，各钱半}　五味子_{捣炒}　甜葶苈_炒　地骨皮　知母_炒　杏仁_{各五分}

水钟半，生姜三片，煎七分，不拘时温服。咳加百药煎，热加黄芩，大便秘加煨大黄少许，小便涩加木通、车前子，烦躁加白茅根，咳而痛甚加人参、白芷。

二百、排脓散

肺痈吐脓后服此，排脓补肺。

嫩黄芪_{盐水拌炒}　白芷　五味子_{杵炒}　人参各等份

细末，每服三钱，食后蜜汤调下。

二百零一、四顺散

治肺痈吐脓，五心烦热壅闷，咳嗽。

贝母_{去心}　紫菀_{去苗}　桔梗_{炒，各钱半}　甘草_{七分}

水二钟，煎八分，食远服。咳嗽加杏仁，亦可为末，白汤调服。

二百零二、葶苈散

治过食煎煿，或饮酒过度，致肺壅喘不卧，及肺痈浊唾腥臭。

甜葶苈　桔梗_炒　瓜蒌仁　川升麻　薏苡仁　桑白皮_炒　葛根_{各一钱}　甘草_{炙，五分}

水钟半，生姜三片，煎八分，食后服。

二百零三、钟乳粉散

治肺气虚，久嗽，皮毛枯槁，唾血腥臭或喘不已。

钟乳粉_{煅，炼熟}　桑白皮_{蜜炙}　麦门冬_{去心}　紫苏各五分

水一钟，姜三片，枣一枚，煎六分，食后服。

二百零四、紫菀茸汤

治饮食过度，或煎煿伤肺，咳嗽，咽干，吐痰唾血，喘急，胸痛，不得卧。

紫菀茸_{去苗，一钱}　犀角_镑　甘草_炙　人参各五分　款冬花　桑叶_{经霜者}　百合_{蒸焙}　杏仁_{去皮尖}　阿胶_{蛤粉炒}　贝母_{去心}　半夏_{汤泡七次}　蒲黄_{炒，各一钱}

水钟半，姜三片，煎八分，入犀末，食后服。

二百零五、人参五味子汤

治劳复咳脓或咯血，寒热往来，盗汗，羸瘦，困乏，一切虚损并治。

人参　五味子_{杵炒}　前胡　桔梗_炒　白术_炒　白茯苓_{去皮}　陈皮_{去白}　甘草_炙　地黄_{生者,酒拌蒸半日}　当归_{酒拌炒,各一钱}　地骨皮　黄芪_炙　桑白皮_炒　枳壳_{去穰,炒}　柴胡_{各七分}

水钟半，姜三片，煎八分，食后服。

二百零六、宁肺汤

治荣卫俱虚，发热自汗，或喘急咳嗽唾脓。

人参　当归　白术_炒　川芎　白芍　熟地黄_{酒蒸}　五味子_{杵炒}　麦门冬_{去心}　桑白皮_炒　甘草_炙　白茯苓　阿胶_{蛤粉炒}

水二钟，姜三片，煎八分，食后服。

二百零七、知母茯苓汤

治肺痿，喘嗽不已，往来寒热，自汗。

茯苓　黄芩_{炒,各二钱}　甘草_炙　知母_炒　人参　五味子_{杵炒}　桔梗　薄荷　半夏_{姜制}　柴胡　白术　麦门冬_{去心}　款冬花_{各三钱}　川芎　阿胶_{蛤粉炒,各二钱}

作一贴，水二钟，姜三片，煎一钟，食后服。

二百零八、人参养肺汤

治肺痿，咳嗽有痰，午后热，并声飒者。

人参　五味子_{捣炒}　贝母_{去心}　柴胡_{各四分}　桔梗_炒　茯苓_{各钱半}　甘草_{五分}　桑白皮_{炒,一钱}　枳实_{麸炒,钱半}　杏仁_炒　阿胶_{蛤粉炒,各一钱}

水钟半，姜三片，枣一枚，煎八分，食后服。

二百零九、栀子仁汤

治肺痿，发热，潮热，或发狂烦躁，面赤咽痛。

栀子仁　赤芍药　大青叶　知母_{炒,各七分}　黄芩_炒　石膏_煅

杏仁去皮尖，炒　升麻各钱半　柴胡二钱　甘草一钱　豆豉百粒

水二钟，煎八分，食远服。

二百一十、甘桔汤

治肺气壅热，胸膈不利，咽喉肿痛，痰涎壅盛。

甘草　桔梗各五钱

水钟半，煎八分，食远服。

二百一十一、加味理中汤

治肺胃俱寒，发热不已。

甘草炙　半夏姜制　茯苓　干姜炮　白术炒　橘红　细辛　人参　五味子捣炒，各五分

水一钟，煎六分，食远服。

二百一十二、大黄汤

治肠痈，小腹坚肿如掌而热，按之则痛，肉色如故，或焮赤微肿，小便频数，汗出憎寒，其脉迟紧，未成脓宜服。

朴硝　大黄炒，各一钱　牡丹皮　瓜蒌仁研　桃仁去皮尖，各二钱

水二钟，煎八分，食前或空腹温服。

二百一十三、牡丹皮散

治肠痈腹濡而痛，时时下脓。

牡丹皮　白茯苓　薏苡仁　人参　天麻　黄芪炒　桃仁去皮尖　白芷　当归酒浸　川芎各一钱　官桂　甘草炙，各五分　木香二分

水二钟，煎八分，食远服。

二百一十四、梅仁汤

治肠痈隐痛，大便秘涩。

核桃仁九个，去皮尖　牡丹皮　大黄炒　芒硝各一钱　犀角镑末，一钱　冬瓜仁研，二钱

水二钟，煎八分，入犀角末，空心服。

二百一十五、薏苡仁汤

治肠痈，腹中疞痛，或胀满不食，小便涩。妇人产后多有此

病，纵非脓，服之尤效。

薏苡仁　瓜蒌仁各三钱　牡丹皮　桃仁去皮尖，各二钱

水二钟，煎八分，空心服。

二百一十六、云母膏

治一切疮疽，及肠痈折伤。

蜀椒开口者去目，微炒　白芷　没药　赤芍　肉桂　当归　盐花　血竭　菖蒲　黄芪　白及　芎䓖　龙胆草　木香　白蔹　防风　厚朴　麝香　桔梗　茈胡　松脂　人参　苍术　黄芩　夜合皮　乳香　附子　良姜　茯苓各五钱　硝石　甘草　云母各四两　柏叶　桑白皮　槐枝　柳枝各二两　陈皮一两　清油四十两　黄丹十四两

上除血竭、乳、没、麝、黄丹、盐花、硝石七味另研外，余并锉，入油浸七日，文火煎，以柳篦不住手搅，候匝沸乃下火，沸定又上火，如此三次，以药黑色为度，纸滤去渣，再熬，续入丹，将凝再下余味药末，仍不住手搅，又熬，滴水中成珠为度，磁器收之，候温将水银绢包，以手细弹铺在上，谓之养药母，用时刮去水银。或服，或贴，随用，其功甚大。

二百一十七、神仙太乙膏

治一切疮毒，不问年月深浅，已未成脓。先以温水洗净，软帛拭干，用绯帛摊贴亦可。丸即用冷水吞下。血气不通，温酒下。赤白带，当归酒下。咳嗽及喉闭，缠喉风，并用绵裹含化。诸风弦赤眼，捏作小饼，贴太阳穴，以山栀汤下。打扑伤损外贴，内服橘皮汤。腰膝痛贴患处，盐汤下，唾血丸以蛤粉为衣，桑白皮汤下。瘰疬盐汤洗贴，酒下一丸。妇人经脉不通，甘草汤下。其膏可收十余年不坏，愈久愈烈。一切疖，别炼油少许，和膏涂之。诸虫蛇并汤火刀斧伤，皆可内服外贴。

玄参　白芷　当归　肉桂　生地黄　大黄　赤芍各一两

咀，用麻油二斤，入铜锅内煎至黑，滤去渣，入黄丹十二

两，再煎，滴水中捻。软硬得中，成膏矣。予尝用治疮毒并内痛，有奇效。一妇月经不行，腹结块作痛，贴之经行痛止，愈。此方之妙也。

二百一十八、排脓散

治肠痈少腹痛，脉滑数，或里急后重，或时时下脓。

黄芪炒　当归酒浸　金银花　白芷　川山甲蛤粉杵炒　防风　连翘　瓜蒌仁各一钱

水二钟，煎八分，食前服。为末，每服三钱，食后蜜汤调下亦可。

二百一十九、射干连翘散

治寒热，瘰疬。

射干　连翘　玄参　木香　赤芍药　升麻　前胡　当归　山栀仁　甘草炙，各七分　大黄炒，二钱

水二钟，煎八分，食后服。

二百二十、薄荷丹

治风热瘰疬，久服，毒自小便宣出，未作脓者自消。

薄荷　皂角去皮弦　三棱煨　连翘　何首乌米泔浸　蔓荆子各一钱　荆芥穗一两　豆豉末二两半

为末，醋糊丸如梧子大，每服三十丸，食后滚汤下，日二服。病难愈，须常服之。

二百二十一、益气养荣汤

治抑郁或劳伤气血，或四肢颈项患肿，或软或赤，不赤，或痛，不痛，或日晡发热，或溃而不敛。

人参　茯苓　陈皮　贝母　香附　当归酒拌　川芎　黄芪盐水拌，炒　熟苄酒拌　芍药炒，各一钱　甘草炙　桔梗炒，五分　白术炒，二钱

水二钟，姜三片，煎八分，食远服。

胸膈满加枳壳、香附各一钱，人参、熟苄各减二分。

饮食不甘，暂加厚朴、苍术，痰多加橘红、半夏。

往来寒热，加柴胡、地骨皮，发热加柴胡、黄芩。

脓溃作渴，加参、芪、归、术，脓多或清加归、芎。

胁下痛或痞加青皮、木香，肌肉生迟加白蔹、官桂。

口干加五味子、麦门冬，渴不止加知母、赤小豆，俱酒拌炒。

脓不止，倍加参、芪、当归。

二百二十二、针头散

治一切顽疮瘀肉不尽，及病核不化，疮口不合，宜此腐之。

赤石脂五钱　白丁香　乳香各二钱　黄丹一钱　砒生一钱　轻粉　麝香各五分　蜈蚣一条，炙干

为末，搽瘀肉上，其肉自化，若疮口小，或痔疮，用糊和作条子，阴干纴之。凡疮久不合者，内有脓管，须用此药腐之，兼服托里之剂。

二百二十三、如神散

治瘰疬已溃，瘀肉不去，疮口不合。

松香末一两　白矾三钱

为末，香油调搽，干搽亦可。

二百二十四、当归龙荟丸

治瘰疬肿痛，或胁痛以有积块，及下疳便痛，小便涩，大便秘，或瘀血凝滞，小腹作痛。

当归酒浸　栀子仁炒　黄连　青皮　龙胆草酒拌炒　黄芩各一钱　大黄酒拌炒　芦荟　青黛　柴胡各五钱　木香二钱半　麝香五分，另研

为末，神曲糊丸。每服二三十丸，姜汤下。

二百二十五、分心气饮

治七情郁结，胸膈不利，或胁肋虚张，噎塞不通，或噫气吞酸，呕哕恶心，或头目昏眩，四肢倦怠，面色痿黄，口苦舌干，饮食减小，日渐羸瘦，或大肠虚秘，或病后虚痞。

木通　赤芍　官桂　半夏姜制　赤茯苓　桑白皮炒　大腹皮
陈皮去白　青皮去白　甘草炙　羌活各五分　紫苏二钱

水二钟，姜三片，枣二枚，灯心十茎，煎八分，食远服。

二百二十六、生地黄丸

许白云云：有一师尼患恶风，体倦，乍寒乍热，面赤心烦，
或时自汗。是时疫气大行，医见寒热，作伤寒治，大小柴胡汤杂
进，数日病剧。予诊三部无寒邪，但肝脉弦长上鱼际，宜用抑阴
之药，遂用此方。

秦艽　黄芩　硬柴胡各五钱　赤芍药一两　生地黄一两，酒蒸
捣膏

为末，入地黄膏，加炼蜜少许，丸如梧子大。每服三十丸，
乌梅汤下，日进二服。

二百二十七、遇仙无比丸

治痔未成脓，其人气体如常，宜服此丸。形气觉衰者，先服
益气养荣汤，待血气少充，方服此丸，核消仍服前汤。溃后有瘀
肉，宜针头散，若不敛，亦服此丸，敛后再服前汤。

白术炒　槟榔　防风　密陀僧　郁李仁汤泡去皮　甘草各五钱
斑蝥去翅足，用糯米同炒，糯米不用，五钱

细末，水糊丸梧子大。每服二十丸，早晚煎甘草槟榔汤下。
服至月许，觉腹微痛，自小便中取下痔毒，如鱼目状，已破者自
合，未脓者自消。

二百二十八、三品锭子

上品，去十八种痔。

白矾二两　乳香三钱五分　没药三钱五分　牛黄三钱　白砒一两零
五分

中品，去五漏及番花瘤气核。

白矾二两　白砒一两三钱　乳香　没药各三钱

下品，治瘰疬、气核、疔疮、发背、脑疽诸恶证。

白矾二两　白砒一两五钱　乳香　没药各二钱半　牛黄三分

先将砒末入紫泥罐内，次用矾末盖之，以炭火煅令烟尽，取出研极细末，糯米糊和为挺子，状如线香，阴干纤疮内三四次，年深者五六次，其根自腐溃。如疮露在外，更用蜜水调搽，干上亦可。

二百二十九、益元散

滑石煅，六两　甘草炙，二两

各研为末，和蜜与服三钱，热汤冷水任下。

二百三十、治血分椒仁丸

续随子去皮研　郁李仁　黑牵牛研　五灵脂研　吴茱萸　延胡索　椒仁　甘遂　附子　当归各五钱　芫花醋浸，一钱　石膏　胆矾一钱　人言一钱　蚖青十枚，去头翅足，同糯米炒黄，米不用

为末，面糊丸如碗豆大。每服一丸，橘皮汤下。此方药虽峻利，所用不多，畏而不服，是养病害身也。尝治虚弱之人，亦未见其有误。

二百三十一、治水分葶苈丸

葶苈炒，另研　续随子去壳研，各半两　干笋末一两

为末，枣肉丸如梧子大。每服七丸，煎萹蓄汤下。如大便利者，减葶苈、续随子各一钱，加白术五钱。

又方，治经脉不利即为水，水流四肢即为肿满，名曰血分。其候与水相类，作水治之非也，宜用此方。

人参　当归　桂心　赤芍　瞿麦穗　白茯苓　大黄湿纸裹，三斗米下蒸米熟，去纸，切，炒，各半两　葶苈炒，另研，一钱

为末，炼蜜丸如梧子大。空心米饮下十五至二三十丸。

二百三十二、托里养荣汤

治瘰疬流注，及一切不足之证，不作脓或不溃，或溃后发热恶寒，肌肉消瘦，饮食少思，睡卧不宁，盗汗不止。

人参　黄芪炙　当归酒拌　川芎　芍药炒　白术炒，各一钱　五

味子炒研　麦门冬　甘草各五分　生芐酒拌蒸半日

　　水二钟，姜三片，枣一枚，煎八分，食远服。

二百三十三、琥珀膏

　　治颈项及腋下初如梅核，肿结硬强，渐如连珠，不消不溃，或溃而脓水不绝，经久不差，渐成漏证。

　　琥珀一两　木通　桂心　当归　白芷　防风　松脂　朱砂研　木鳖子各五钱，肉　麻油二斤　丁香　木香各三钱

　　先用琥珀、丁香、桂心、朱砂、木香为末，余锉，以油二斤四两，浸七日，入铫慢火煎白芷焦黄漉出，徐徐下黄丹一斤，以柳枝不住手搅，煎至滴水捻软硬得中，却入琥珀等末搅匀，磁器盛。用时取少许，摊纸贴之。

二百三十四、方脉流气饮

　　治瘰疬流注，及郁结肿块，或走注疼痛，或心胸痞闷，咽塞不通，胁腹膨胀，呕吐不食，上气喘急，咳嗽痰盛，面目四肢浮肿，大小便秘。

　　紫苏　青皮去白　当归酒拌　芍药炒　乌药　茯苓　枳实麸炒　桔梗炒　半夏姜制　川芎　黄芪炙　防风　陈皮去白　甘草炙，各一钱　木香　大腹皮　槟榔　枳壳麸炒，各五分

　　水二钟，姜三片，枣一枚，煎八分，食远服。

二百三十五、加减八味丸

　　治疮，痊后口干渴，甚则舌或黄，及未患先渴。此肾水枯竭，不能上润，以致心火上炎，水火不能既济，故心烦躁作渴。小便频数，或白浊阴痿，饮食不多，肌肤渐削，或腿肿膝先瘦，服此以生肾水，降心火，诸症顿止。及治口舌生疮不绝。

　　山茱萸净肉，一两　五味子炒，二两　牡丹皮半两　白茯苓半两　山药一两　桂心去皮，半两　泽泻切片蒸焙，半两　生地黄二两，酒拌蒸，捣膏

　　为末，入地黄膏，加炼蜜少许丸梧子大。每服六七十丸，五

更初未语前，或空心淡盐汤下。

二百三十六、香砂六君子汤

治脾胃不健，饮食少思，或作呕，或过服凉药，致伤脾胃。即六君子加藿香、砂仁。

二百三十七、不换金正气散

治疮，脾气虚弱，寒邪相搏，痰停胸膈，以致发寒热。服此正脾气则痰自消，寒热不作。

厚朴去皮，姜制　藿香　半夏姜制　苍术米泔浸　陈皮去白，各一钱　甘草炙，五分

水二钟，姜三片，枣二枚，煎七分，食远服。

二百三十八、清咽利膈汤

治积热，咽喉肿痛，痰涎壅盛，或胸膈不利，烦躁饮冷，大便秘结。

金银花　防风　荆芥　薄荷　桔梗炒　黄芩炒　黄连炒，各钱半　山栀炒，研　连翘各一钱　玄参　大黄煨　朴硝　牛蒡子炒　甘草各七分

水二钟，煎一钟，食后服。

二百三十九、刺少商穴法

穴在手大指内侧，去爪甲如韭叶，刺入二分许，以手自臂勒至刺处，出血则消。若重者及脓成者，必须刺[1]患处，否则不治。

二百四十、承气汤

治肠胃积热，口舌生疮或牙龈作痛。

大黄煨　甘草　朴硝各一钱

水钟半，煎七分，食前服。

二百四十一、人参固本丸

治肺气燥热作渴，或小便短赤如淋。此治虚而有火之圣

---

〔1〕　刺：原文，文渊本无，据文义补。

药也。

生地黄酒拌　熟地黄酒洗　天门冬去心　麦门冬去心，各一两　人
参五钱

除人参为末，余药捣膏加炼蜜少许丸梧子大。每服五十丸，
空心盐汤或温酒下，中寒人不可服。

二百四十二、消毒犀角饮子

治斑或瘾疹瘙痒，或作痛，及风热疮毒。

荆芥　防风各钱半　甘草三分　牛蒡子二钱

水一钟，煎五分，徐徐服。

二百四十三、解毒防风汤

治斑或瘾疹痒或痛。

防风一钱　地骨皮　黄芪　芍药　荆芥　枳壳各二钱，炒

水一钟，煎五分，徐徐服。

二百四十四、砭法

治小儿丹毒色赤，游走不定。用细磁器击碎，取有锋芒者一
块，以筯一根，劈开头尖，夹之以线，缚定两指，轻撮筯稍，令
磁器芒者正对患处，悬寸许，再用筯一根频击筯头，令毒血遇刺
皆出，却以神功散敷之，毒入腹者不救。

二百四十五、萆薢汤

治杨梅疮，不问新旧溃烂，筋骨作痛，并效。

川萆薢（俗呼土茯苓）每用二两，水三钟煎，去渣，不拘时，
徐徐温服。若患久，或服攻击之剂，致伤脾胃气血者，以此一味
为主，而加以兼证之剂。

二百四十六、双解散

治便痈，内蕴热毒，外挟寒邪，或交感强固精气，致精血交
错，肿结疼痛，大小便秘，宜此通解，更随症调治。

辣桂　大黄酒拌，炒　白芍　泽泻　牵牛炒杵　杏仁去皮尖　甘
草炙　干姜炮，各五分

水二钟，煎八分，空心服。

二百四十七、八正散

治积热，小便不通，及淋证脉实。

大黄酒拌，炒　车前子炒　瞿麦　蓄　山栀仁炒　木通　甘草各一钱　活石煅，二钱

水二钟，煎八分，食前服。

二百四十八、导水丸

治便痈，初起肿痛，及下疳大小便秘。又治杨梅疮初起。湿盛之际，宜先用此数服。

大黄酒拌，炒　黄芩炒，各二钱　黑丑末炒　活石煅，各四钱

为末，糊丸梧子大。每服五十丸，临卧温水下。

二百四十九、托里当归汤

治溃疡，气血俱虚，发热，及瘰疬诸痈，不问肿溃，皆宜服之。久服能敛疮口。

当归酒拌　黄芪盐水拌，炒　人参　熟苄酒拌　川芎　芍药炒，各一钱　柴胡　甘草炙，各五分

水二钟，煎八分，食远服。

二百五十、加减龙胆泻肝汤

治肝经湿热，玉茎患疮，或便毒，悬痈肿痛，小便赤涩，或溃烂不愈，又治阴囊肿痛，或溃烂作痛，或睾丸悬挂，亦治痔疮肿痛，小便赤涩。

龙胆草酒拌，炒黄　泽泻各一钱　车前子炒　木通　黄芩　生地黄酒拌　归尾酒拌　山栀炒　甘草各五分

水二钟，煎八分，食前服。湿盛加黄连，大便秘加大黄炒。

二百五十一、胃苓散

猪苓　泽泻　白术　茯苓　苍术　厚朴　陈皮各一钱　甘草炙　肉桂各五分

水二钟，姜三片，枣二枚，煎八分服。

二百五十二、当归郁李仁汤

治痔漏，大便结硬，大肠下坠出血，苦痛难忍。

归尾酒拌　郁李仁　泽泻　生苄　大黄煨　枳实　苍术　秦艽各一钱　麻黄仁[1]钱半　皂角一钱，另研细末

水二钟，煎八分，入皂角末，空心服。

二百五十三、秦艽防风汤

治痔漏结燥，每大便作痛。

秦艽　防风　当归酒拌　白术各钱半　黄柏　陈皮　柴胡　大黄煨　泽泻各一钱　红花　桃仁去皮尖研　升麻　甘草炙，各五分

水二钟，煎八分，空心服。

二百五十四、加味四君子汤

治痔漏下血，面色萎黄，心忪耳鸣，脚弱气乏；及脾胃虚，口淡食不知味。又治中气虚，不能摄血，致便血不禁。

人参　白术炒　茯苓　黄芪炙　白扁豆蒸　甘草炙，各等份

为末，每服三钱，滚白汤点服。

二百五十五、除湿和血汤

治阳明经湿热，便血腹痛。

生地黄　牡丹皮　生甘草各五分　熟甘草　黄芪炙，各一钱　白芍钱半　升麻七分　归身酒拌　苍术炒　秦艽　陈皮　肉桂　熟苄酒拌，各三分

水二钟，煎八分，空心候宿食消尽，热服。

二百五十六、槐花散

治肠风脏毒下血。

槐花　生地黄酒拌，蒸　青皮　白术炒　荆芥穗各六分　川芎四分　归身酒拌　升麻各一钱

为末，每服三钱，空心米饮调下，水煎亦可。

---

〔1〕麻黄仁：疑为"麻仁"。

二百五十七、参苓白术散

治脾胃不和，饮食不进，或呕吐泄泻。凡大病后皆宜服此，以调理脾胃。

人参　茯苓　白术炒　莲肉去心皮　白扁豆去皮，姜汁拌炒　砂仁炒　桔梗炒　山药　甘草炙　薏苡仁炒，各二两

细末，每服三钱，石菖蒲煎汤下。

二百五十八、小乌沉汤

治气不调和，便血不止。

乌药一两　甘草炙，二钱　香附四两，醋制

每服二钱，食前盐汤下。

二百五十九、枳壳散

治便血，或妇人经候不调，手足烦热，夜多盗汗，胸膈不利。

枳壳麸炒二钱　半夏曲　赤芍药炒，各一钱　茈葫　黄芩炒，各钱半

水二钟，姜三片，枣二枚，煎八分，食远服。

二百六十、芎归汤

治便血，或失血过多，眩晕。

芎䓖　当归酒拌，各五钱

水钟半，煎六分，食后服。

二百六十一、如神千金方

治痔无有不效。

二百六十二、水澄膏[1]

治痔护肉。

二百六十三、枯药

以上三方，俱见前痔疮条下。

---

[1] 水澄膏：卷四之"痔漏'一百一十'"作"水登膏"。

二百六十四、连翘饮子

治乳内结核，服数剂不消，宜兼服八珍汤。初起有表证者，宜先解表。

连翘　川芎　瓜蒌仁研　皂角刺炒　甘草节　橘叶　青皮去白　桃仁各一钱半

水二钟，煎一钟，食远服。

二百六十五、复元通气散

治乳痈便毒肿痛，及一切气滞肿毒。如打扑伤损，闪肭作痛，及疝气，尤效。

木香　茴香炒　青皮去白　陈皮　川山甲苏炒　白芷　甘草　漏芦　贝母去心，各等份

为末，每服三钱，温酒调下。

《中医经典文库》书目

一、基础篇

《内经知要》
《难经本义》
《伤寒贯珠集》
《伤寒来苏集》
《伤寒明理论》
《类证活人书》
《经方实验录》
《金匮要略心典》
《金匮方论衍义》
《温热经纬》
《温疫论》
《时病论》
《疫疹一得》
《伤寒温疫条辨》
《广温疫论》
《六因条辨》
《随息居重订霍乱论》
《濒湖脉学》
《诊家正眼》
《脉经》
《四诊抉微》
《察舌辨症新法》
《三指禅》
《脉贯》
《苍生司命》
《金匮要略广注》
《古今名医汇粹》
《医法圆通》

二、方药篇

《珍珠囊》
《珍珠囊补遗药性赋》
《本草备要》
《神农本草经》
《雷公炮炙论》
《本草纲目拾遗》
《汤液本草》
《本草经集注》
《药性赋白话解》
《药性歌括四百味》
《医方集解》
《汤头歌诀》
《济生方》
《医方考》
《世医得效方》
《串雅全书》
《肘后备急方》
《太平惠民和剂局方》
《普济本事方》
《古今名医方论》
《绛雪园古方选注》
《太医院秘藏丸散膏丹方剂》
《明清验方三百种》
《本草崇原》
《经方例释》
《经验良方全集》
《本经逢原》
《得配本草》

《鲁府禁方》
《雷公炮制药性解》
《本草新编》
《成方便读》
《药鉴》
《本草求真》
《医方选要》

三、临床篇

《脾胃论》
《血证论》
《素问玄机原病式》
《黄帝素问宣明论方》
《兰室秘藏》
《金匮翼》
《内外伤辨惑论》
《傅青主男科》
《症因脉治》
《理虚元鉴》
《医醇賸义》
《中风斠诠》
《阴证略例》
《素问病机气宜保命集》
《金匮钩玄》
《张聿青医案》
《洞天奥旨》
《外科精要》
《外科正宗》
《外科证治全生集》
《外治寿世方》

《外科选要》

《疡科心得集》

《伤科补要》

《刘涓子鬼遗方》

《外科理例》

《绛雪丹书》

《理瀹骈文》

《正体类要》

《仙授理伤续断方》

《妇人大全良方》

《济阴纲目》

《女科要旨》

《妇科玉尺》

《傅青主女科》

《陈素庵妇科补解》

《女科百问》

《女科经纶》

《小儿药证直诀》

《幼科发挥》

《幼科释谜》

《幼幼集成》

《颅囟经》

《活幼心书》

《审视瑶函》

《银海精微》

《秘传眼科龙木论》

《重楼玉钥》

《针灸大成》

《子午流注针经》

《针灸聚英》

《针灸甲乙经》

《证治针经》

《勉学堂针灸集成》

《厘正按摩要术》

《饮膳正要》

《遵生八笺》

《老老恒言》

《明医指掌》

《医学从众录》

《读医随笔》

《医灯续焰》

《急救广生集》

四、医论医话医案

《格致余论》

《临证指南医案》

《医学读书记》

《寓意草》

《医旨绪余》

《清代名医医案精华》

《局方发挥》

《医贯》

《医学源流论》

《古今医案按》

《医学真传》

《医经溯洄集》

《冷庐医话》

《西溪书屋夜话录》

《医学正传》

《三因极一病证方论》

《脉因证治》

《类证治裁》

《医碥》

《儒门事亲》

《卫生宝鉴》

《王孟英医案》

《齐氏医案》

《清代秘本医书四种》

《删补颐生微论》

《医理真传》

《王九峰医案》

《吴鞠通医案》

《柳选四家医案》

五、综合篇

《医学启源》

《医宗必读》

《医门法律》

《丹溪心法》

《秘传证治要诀及类方》

《万病回春》

《石室秘录》

《先醒斋医学广笔记》

《辨证录》

《兰台轨范》

《洁古家珍》

《此事难知》

《证治汇补》

《医林改错》

《古今医鉴》

《医学心悟》

《医学三字经》

《明医杂著》

《奉时旨要》

《医学答问》

《医学三信篇》

《医学研院》

《医宗说约》

《不居集》

《吴中珍本医籍四种》